シンプルな
ロジックで
すぐできる

薬からの 摂食嚥下臨床 実践メソッド

編著 野原 幹司 大阪大学大学院歯学研究科 高次脳口腔機能学講座 顎口腔機能治療学教室

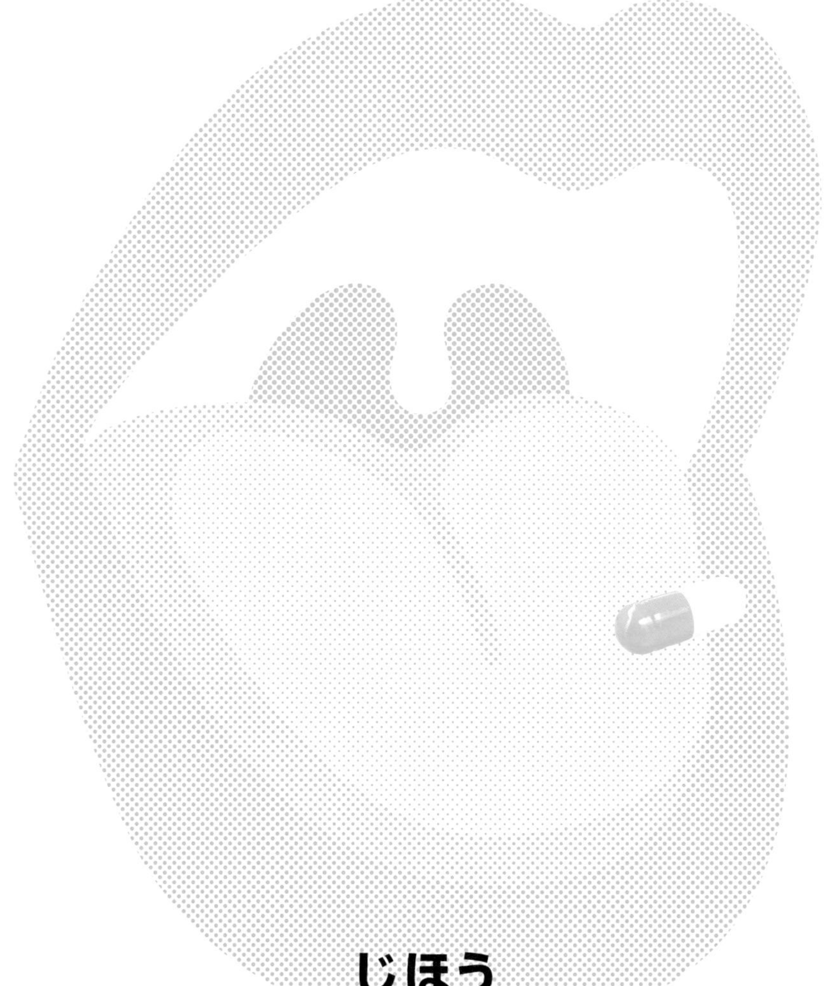

じほう

まえがき

それなりの臨床経験がある医療者であれば，誰にも「心に残る患者さん」がいるのではないだろうか．治療やケアによってよくなった患者さん，残念ながら改善しなかった患者さん，いろいろだと思う．私は，性格的なものもあるのだろうか，食べられるようになって喜んでくれた患者さんもだが，それよりも予期せぬ肺炎になった患者さん，口から食べたいという思いに応えられずに亡くなった患者さんたちのことが思い浮かぶ．そのようなよくならなかった患者さんのことを思い返しては,「自分の治療方針が間違っていたのかも…」,「もっとよい治療方法があったかも…」と後悔？　反省？しながら日々臨床をしている（それが医療職というものなのだろう）．

今でも顔を思い出せるが，私が担当していた誤嚥性肺炎を繰り返す患者さんがいた．嚥下訓練をしても食事内容の工夫をしても，どうやっても誤嚥し，食べると（食べなくても？）誤嚥性肺炎を繰り返すのである．自分の無力感を覚えつつ,「ベストを尽くした結果だから仕方がない」と自分をムリヤリ納得させながら経過をみていたのだが，2週間後に再診すると，目の前には表情も豊かになり誤嚥せずにゼリーを食べている患者さんがいた！　その状況に驚き，よくなったことに喜んだのであるが，冷静になって何があったのかカルテを見返してみると…投薬内容が（実は処方医も期せずして）変更されていたのである．ゼリーを食べている患者さんを眺めながら「これまでにも薬剤を変更すればよくなった患者さんがいたのかも…」という反省が湧き上がってきたと同時に,「嚥下障害は訓練や支援で対応すべき」という固定概念がガラガラと崩れ落ちた衝撃を覚えている．

それからというもの，嚥下障害や誤嚥性肺炎の患者さんではすべて薬剤をチェックし，処方医と投薬内容の見直しを行うようになった（もちろん必要な訓練や支援はする）．そのときを境にして，嚥下専門医としての私の臨床は確実に変わった．口から食べられる患者さんが確実に増えた．今となっては「薬剤を見ずして嚥下を語るな」と（エラそうに）後輩に指導しているくらいである．

そのような経験をもとにして，論文と臨床を体系づけて完成させたのが本書である．内科医としてのトレーニングを受けていない歯科医師の私が多くを執筆・編集したため，いろいろな分野の専門の先生方にとっては眉をひそめたくなる記述もあるかもしれない．しかし，嚥下障害や食支援にベースを置いた薬剤の本としては，類書がなく，臨床実践には十分に耐えられるものになったと自負している．

医師や薬剤師にとっては，この本を読めば「嚥下や食を考慮した処方」という臨床的アドバンテージが身に付くであろう．「嚥下障害や誤嚥性肺炎の患者さんにはあまりすることがない」というのは間違いであるということに気づくはずである．

その他の職種の方にとっても，これまで「打つ手がない！」と思っていた患者さんの解決策が見つかるかもしれない．処方権がない薬剤は知らなくてよいという考えはまったくの言い訳である．目の前の自分の担当患者さんが困っているのであれば，処方権の有無を言い訳にするのではなく，薬剤の知識を身に付けなければならない．そのエッセンスが本書には詰まっている．

私自身，数年前までは服用薬剤を考慮せずに嚥下臨床をしていたため，その頃に診た患者さんたちには本当に申し訳ない気持ちでいっぱいである．「あのときに薬剤の知識があれば思いに応えられたかも…」という患者さんが何人もいる．この本を手にされた方はみな同じ気持ちではないだろうか．残念ながら過去に戻ってその患者さんを治すことはできない．しかし，その分これから出会うであろう患者さんに，本書で得たclinical pearlを存分に活用してほしい．そして患者さんや家族の思いに応えてあげてほしい．そうすれば，治せなかった過去の患者さんたちも許してくれると（勝手ながら）信じている．

最後に，共同で執筆頂いた先生方，じほうの牛田氏への感謝を記しておきたい．各先生方は，私の苦手な分野を非常にわかりやすく実践的に（編者のワガママを聞きつつ）書いてくださった．特に上田先生は，嚥下障害を診るにあたり避けて通れない誤嚥性肺炎について，一緒に何度もディスカッションした内容を最高の形でまとめてくださった．第4章は私たちのレゾンデートルといっても過言ではない．じほうの牛田氏には〆切を守らず迷惑しかかけていないが，それでも完成まで穏やかに根気強く待っていただけた．誰が欠けても本書は完成しなかった．皆さんに深謝申し上げたい．ありがとうございました．

2020年8月　本書が読者の先生方のバイブルとなることを願いつつ

編者　**野原幹司**

本書のご利用にあたって

本書の記載内容が最新かつ正確であるよう最善の努力をしておりますが，診断・治療法，医薬品添付文書・インタビューフォーム等は最新の知見に基づき変更されることがあります。そのため，本書を利用される際は十分な注意を払われるようお願い申し上げます。

株式会社じほう

執筆者一覧

編　集

野原　幹司　大阪大学大学院歯学研究科 高次脳口腔機能学講座
顎口腔機能治療学教室

執　筆（執筆順）

野原　幹司　大阪大学大学院歯学研究科 高次脳口腔機能学講座
顎口腔機能治療学教室

吉田　英人　西伊豆健育会病院 内科

森　　直樹　くまもと温石病院 薬剤科

金子　信子　医療法人おひさま会 おひさまクリニック
平成医療学園なにわ歯科衛生専門学校

安　　武夫　明治薬科大学 薬学教育研究センター

深津ひかり　ふかつ歯科

小谷　泰子　医療法人美和会 平成歯科クリニック

上田　章人　藤仁会 藤立病院

目　次

まえがき　ii

序章　**薬剤からみた嚥下障害**
～その誤嚥性肺炎，薬剤が原因かも!?～　野原幹司 ……… 1

摂食嚥下リハビリテーションの歴史　1
嚥下リハ分野における薬剤の位置づけ　2
薬剤からみた嚥下リハ，嚥下リハからみた薬剤　4

第1章　**嚥下障害とは** ……… 5

1　嚥下障害の基礎知識　野原幹司　6
嚥下障害の概論　6
高齢者の嚥下障害の現状　7
嚥下障害と薬剤　9
嚥下の5期およびその障害　11

2　誤嚥・誤嚥性肺炎の基礎知識　野原幹司　16
誤嚥とは　16
誤嚥性肺炎発症のバランス　17
不顕性誤嚥　17
誤嚥性肺炎の予防の考え方　19

第2章　**高齢者の服薬の問題点** ……… 25

1　高齢者の服薬の現状　吉田英人　26
ポリファーマシーの定義　26
ポリファーマシーの頻度　27
ポリファーマシーの原因 ――多疾患併存という考え方　27
ポリファーマシーを回避するためのクライテリア　29
ポリファーマシーを解決するには　32

2　高齢者が服薬する際の剤形の問題点　森　直樹　35
嚥下障害の薬学的管理　35
カプセル剤や錠剤の問題点　37
口腔内崩壊錠の問題点　39
薬剤の粉砕投与の問題点　40
経管投与の問題点　41
散剤や顆粒剤の問題点　42
外用剤の問題点　43
よりよい服薬支援を行うために　44
3　服薬困難な場合への対応　金子信子　46
高齢者の服薬状況　46
服薬困難の原因　47
服薬困難への対応——確実な服薬方法　48
Go Bedside　52
4　高齢者の薬物動態　安　武夫　54
高齢者の生理機能　54
高齢化による生理学的変化　55
高齢者の薬物動態　56
高齢者の薬力学的変化　60
薬物相互作用　60
高齢者の投与量調整のポイント　61

第3章　薬剤が嚥下に与える影響　63
1　食欲を改善・低下させる薬剤　野原幹司　64
介護負担の大きい「食べない」という症状　64
食欲からみた「開始を考慮するべき薬剤」　65
食欲からみた「特に慎重な投与を要する薬剤」　72
その他の薬剤による食欲低下　81
ナラティブな視点の重要性　81
2　嚥下機能を改善・悪化させる薬剤　深津ひかり，野原幹司　83
訓練では治らない嚥下障害への薬剤からのアプローチ　83

「高齢者の安全な薬物療法ガイドライン」と嚥下障害　84
嚥下機能を改善させる薬剤　84
嚥下機能を悪化させる薬剤　87
薬剤と嚥下の視点をもつ重要性　96

3　薬剤性口腔乾燥症　小谷泰子　99
口腔乾燥症とは　99
唾液の役割　101
口腔乾燥症を引き起こす薬剤　102
口腔乾燥症を改善する薬剤　107
口腔乾燥症への対応　109
唾液分泌過多　112
口腔乾燥症の治療目標　114

第4章　誤嚥性肺炎への投薬——誤嚥と肺炎 …… 115

1　誤嚥性肺炎の基礎知識　上田章人　116
誤嚥性肺炎の実態　116
肺の解剖生理と肺炎の分類　117
咳嗽のメカニズム　121
誤嚥性肺炎の定義と分類　122
誤嚥性肺炎の疫学　125

2　治療・予防のための薬剤　上田章人　131
（広義の）誤嚥性肺炎の診断と治療　131
誤嚥性肺炎の予防　153
チーム医療の重要性　157

第5章　疾患別の対応 …… 161

1　アルツハイマー型認知症　野原幹司　162
アルツハイマー型認知症とは　162
嚥下障害の特徴　164
食欲の特徴　164

投　薬　166
薬剤からみた要注意ポイント　167
2　レビー小体型認知症　野原幹司　170
レビー小体型認知症とは　170
嚥下障害の特徴　171
食欲の特徴　173
投　薬　174
薬剤からみた要注意ポイント　175
3　パーキンソン病　野原幹司　178
パーキンソン病とは　178
嚥下障害の特徴　179
食欲の特徴　180
投　薬　182
薬剤からみた要注意ポイント　186
4　慢性閉塞性肺疾患（COPD）　上田章人　189
慢性閉塞性肺疾患（COPD）とは　189
嚥下障害の特徴　191
食欲の特徴　191
投　薬　192
薬剤からみた要注意ポイント　193
5　気管支喘息　上田章人　195
気管支喘息とは　195
嚥下障害や食欲の特徴　198
投　薬　198
薬剤からみた要注意ポイント　199
6　脳卒中　小谷泰子　200
脳卒中とは　200
脳卒中による嚥下障害の特徴　202
脳卒中の慢性期における投薬　204
薬剤からみた要注意ポイント　207

COLUMN

死因別死亡数で肺炎が減少した理由　**128**
新型コロナウイルス感染症と誤嚥性肺炎　**151**

索　引　**210**

序 薬剤からみた嚥下障害 ～その誤嚥性肺炎，薬剤が原因かも!? ～

摂食嚥下リハビリテーションの歴史

わが国で「摂食嚥下リハビリテーション（以下，嚥下リハ）」という言葉が誕生して，ようやく25年が経過しようとしている．嚥下障害については1970年代から少しずつ症例報告はあり，1980年代には研究会なども設立されつつあったが，飛躍的に嚥下リハが広まり，学術的発展を遂げたのは1990年代に入ってからである[1)]．これは，医学の他の分野の歴史と比べると非常に短い．歴史が浅いがゆえ学問としてはまだまだ発展途上な部分も多く，さまざまなパラダイムシフトが生じている．

現在，広く認知されている嚥下リハは，脳卒中後の回復期を中心に発展してきた（図1左）．嚥下リハのルーツの一つであるリハビリテーション医学の専門性は「活動」を扱う点であり[2)]，嚥下リハにおいても，嚥下訓練を中心にして機能障害の改善に取り組んできた．すなわち，脳卒中後に生じた嚥下障害に対して筋機能訓練や嚥下代償法を行い，誤嚥を減らし，摂取可能な食品の幅を広げ，安全かつ快適に食事ができるように取り組んできたのが嚥下リハである．

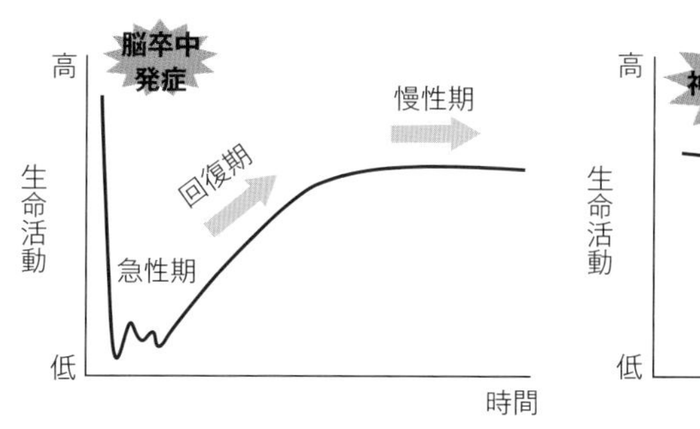

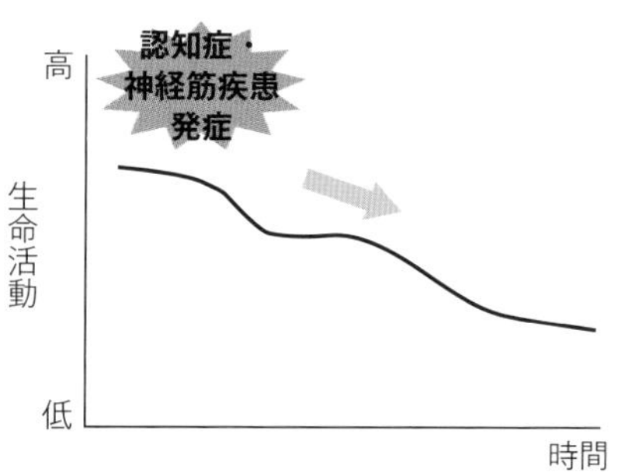

脳卒中の回復期は機能回復が期待できるが，認知症や神経筋疾患は進行性の疾患である．

図1　**脳卒中後と認知症の経過の概念図**

近年になり，嚥下リハの対象は脳卒中以外にも，認知症や神経筋疾患へと広がりつつある．認知症や神経筋疾患は，機能障害の改善という目的で嚥下リハを行ってもうまくいかない場合が多い．認知症や神経筋疾患のほとんどは進行性であり，徐々に機能が低下していくという大前提がある（図1右）．その大きな流れに嚥下訓練では抗うことはできない．したがって，それら進行性疾患では「食支援」という視点からの取り組みがなされるようになった（表1）．すなわち，機能低下に寄り添うように，食べやすい食事や姿勢を見つけていくという「訓練」ではなく，「支援」が主体となった方針がとられるようになった．

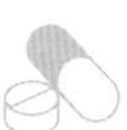

嚥下リハ分野における薬剤の位置づけ

このようにリハビリテーション医学を一つのルーツとして発展してきた嚥下リハにとって，薬剤は遠い存在であったかもしれない．

内科系疾患の主たる治療手段は薬剤である．内科診療においては，適切な診察・診断によって明らかとなった症状や疾患に対して，それに適した薬剤が処方される．一方，嚥下リハにおける主な治療手段は，嚥下訓練や食支援である．誤嚥や食べこぼしなどといった症状に対しては，それに適した嚥下訓練や食支援が処方される．「活動」を扱うリハビリテーション医学としては，やはり薬剤よりも訓練や生活支援，環境設定が優先して考えられるということには異論はないであろう（図2）．

嚥下障害のスクリーニングや評価表も数多く発表されているが，服用薬剤に

表1　嚥下障害への対応の概念

疾　患	脳卒中（回復期）	認知症・神経筋疾患
病　態	非進行性	進行性
対　応	嚥下訓練	食支援

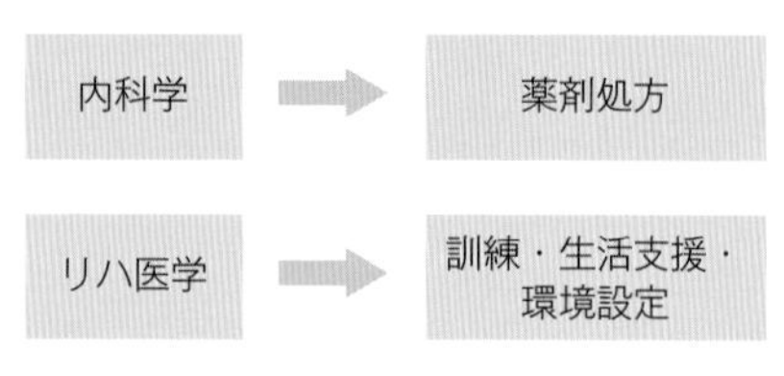

厳密に区別されるものではないが，主たる治療手段は異なる．

図2　内科学とリハビリテーション医学における治療手段の違い

関する項目はほぼない．日本摂食嚥下リハビリテーション学会が提示する評価票[3]においても，原因疾患や既往歴を記載する項目はあるものの，服用薬剤に関するものはない．また，嚥下障害の診察について記載されている成書においても，服薬時の注意点や嚥下機能を改善・悪化する薬剤については書かれているものがいくつかあるものの，記載は数ページにとどまる．このように嚥下リハという学問において，薬剤はまったく関連がないというわけではないが，決して重要視されてこなかった．

しかしながら，実際の臨床場面においては，薬剤の追加や中止で改善する嚥下障害によく遭遇する．なかには，終末期であり重度の誤嚥を呈しているために経口摂取禁止といわれていた患者が，薬剤を調整することで経口摂取が可能となる場合も散見される（図3）．特に**終末期や神経筋疾患などの患者においては，嚥下訓練は無効であり食支援も十分な効果がないことも多く，薬剤の調整によるアプローチが非常に重要となる**[4]．

その他，嚥下機能に直接関わる薬剤でなくとも，口腔乾燥を引き起こす薬剤や誤嚥性肺炎の治療や予防に用いる薬剤，食欲に関連する薬剤など，嚥下リハに関わる薬剤は少なくない．それらを使いこなすことが，広い視野をもった嚥下リハにつながるはずである．

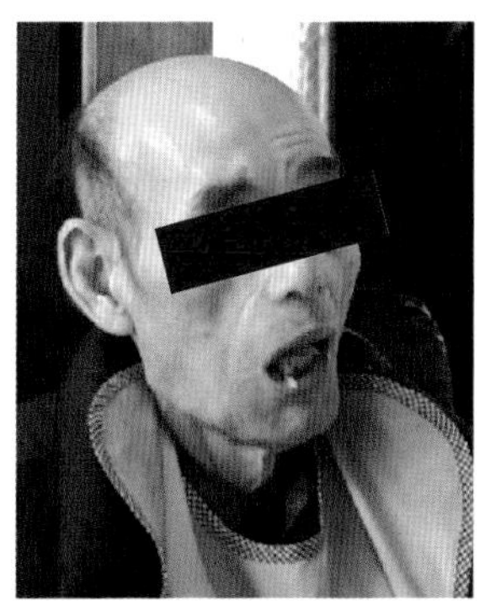
初診時

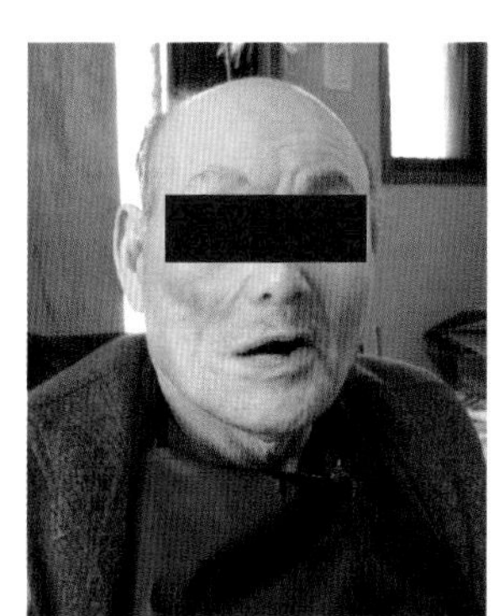
9カ月後

投薬内容を見直し，減薬することで嚥下機能が改善し，体重も約10kg増加した．

図3　**薬剤の調整により嚥下機能が改善した患者**

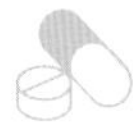

薬剤からみた嚥下リハ，嚥下リハからみた薬剤

薬剤による嚥下機能の改善や薬剤性嚥下障害については，論文では徐々に報告されてきている．誤嚥性肺炎の予防に有効な薬剤や食欲に関する薬剤についても，いくつかの報告がある．しかしながら，臨床の場においては，嚥下リハを実践している医療職は訓練や食支援をベースとした診療をしており，薬剤にまで十分には目を配れていないのが現状ではないだろうか？　反対に，嚥下に関わる薬剤に関して知識を有している内科医，精神科医や薬剤師などは嚥下リハの現場にはほとんどいない．この**嚥下リハと薬剤の専門家が別々に存在することが，嚥下リハと薬剤との距離を大きくしている．**

では，嚥下リハと薬剤の専門家の，どちらが薬剤からみた嚥下リハを担えばいいかといえば，それはどちらか一方というのではなく，両者が担うべきであろう．いくつかの専門家が担える分野を，医療では境界領域ということがあるが，境界領域を奪い合ってはならない．奪い合いは患者にとってマイナスである．**境界領域は，複数の専門家の目が届くという患者にとってプラスとなるべき領域である．**薬剤と摂食嚥下障害の分野に関しても，さまざまな専門家が「薬剤からみた嚥下リハ」や「嚥下リハからみた薬剤」に取り組んでほしい．

文　献

1）小野木啓子：3章 摂食嚥下リハビリテーションの歴史 ①日本における摂食嚥下リハビリテーションの歴史; 摂食嚥下リハビリテーション第3版（才藤栄一, 他・監), 医歯薬出版, pp30-32, 2016

2）才藤栄一：1章 リハビリテーション医学・医療総論; 摂食嚥下リハビリテーション第3版（才藤栄一, 他・監), 医歯薬出版, pp2-13, 2016

3）日本摂食嚥下リハビリテーション学会：医療検討委員会作成マニュアル, 評価票（https://www.jsdr.or.jp/wp-content/uploads/file/doc/assessment2019-A4entire.pdf）

4）野原幹司：終末期の嚥下障害に抗う; 薬剤の視点からのアプローチ. MB Med Reha, 186：45-50, 2015

第1章

嚥下障害とは

1 嚥下障害の基礎知識

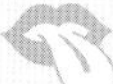
ESSENCE

- 嚥下障害＝誤嚥ではなく，嚥下の一連の動作のどこかが障害されていればすべて嚥下障害である．
- 嚥下障害は，肺炎，窒息，脱水，低栄養，QOLの低下を引き起こし，高齢者の生命・生活を脅かす．
- 脳卒中，認知症，パーキンソン病，筋萎縮性側索硬化症（ALS），多系統萎縮症などによる嚥下障害例は全国で200万人相当と推測される．
- 嚥下障害には薬剤の視点から「嚥下機能を考慮した服薬指導」と「薬剤の副作用による嚥下障害，食欲低下」の2つが重要である．
- 嚥下は5期「先行期，準備期，口腔期，咽頭期，食道期」に分けられ，それぞれに障害が生じる原因や薬剤がある．

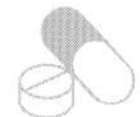

嚥下障害の概論

1．嚥下障害とは

嚥下とは，食べ物を認知して口腔に取り込み，取り込んだ食べ物から食塊を形成して口腔，咽頭，食道，胃へと送り込む一連の動作を指す．嚥下障害というと，どうしても誤嚥にスポットが当たるが，誤嚥だけではなく，「食べこぼす」，「食事に時間がかかる」，「なかなか飲み込めない」も嚥下障害の症状である（表1）．すなわち，**嚥下障害は「正常な嚥下が障害されること」**と定義され，**一連の動作のどこかが障害されれば，それらはすべて嚥下障害である**．

2．嚥下障害が及ぼす影響

嚥下障害はさまざまな症状を呈するが（図1），そのなかでも危険なものの

表1　嚥下障害の具体的な症状

むせる	喉につかえる
食べない	食べるペースが早い
食べこぼす	よだれが出る
丸飲みする	飲み込めない
食事に時間がかかる	薬が飲めない
口に溜める	窒息
喉がゴロゴロ鳴る	誤嚥
咬まない	胃食道逆流　　　など

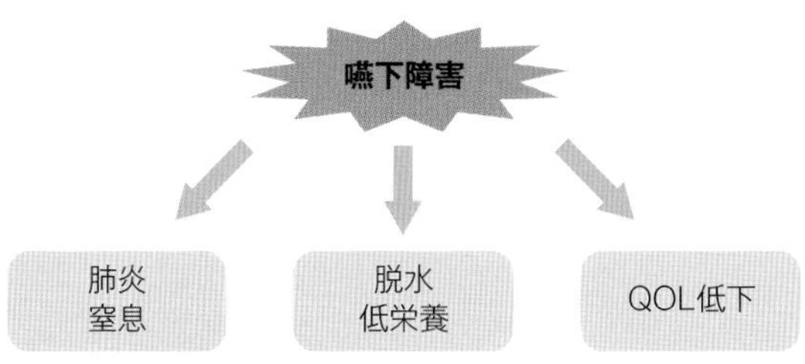

図1　嚥下障害が及ぼす影響

一つが「誤嚥」である．誤嚥は，食べ物や唾液が気管の中に入ることを指し，重度の場合は肺炎（誤嚥性肺炎）や窒息といった致死的な病態の原因となる．誤嚥以外に問題となる嚥下障害の症状が，「経口摂取量の低下」である．それらは急性疾患の原因とはならないため見落とされがちであるが，長期に及ぶと低栄養や脱水を引き起こし，ひいてはこちらも生命に関わる深刻な問題となる．また，嚥下障害があると，本来楽しみであるはずの食事が苦痛なものになり，高齢者のQOLは著しく低下する．このように，嚥下障害は高齢者の生命・生活を脅かすものであり，高齢者の医療・介護においては避けては通れない重要な病態である．

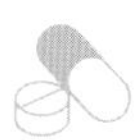

高齢者の嚥下障害の現状

1．超高齢社会の嚥下障害

戦後急速な発展を遂げたわが国の医療においては，急性期・回復期医療が求められ，「病気・障害を治し改善する医療」が必要とされてきた．しかしながら，近年は超高齢社会を迎え，疾病構造が変化し，慢性期医療に対する必要度が高まりつつある．すなわち，急性期・回復期を乗り越えた，もしくは神経筋疾患を有する「障害をもった慢性期の高齢者」が爆発的に増加しているのである（図2）．

嚥下障害においても同様である．脳卒中の回復期を経過した患者は，嚥下障害が残存したまま慢性期に移る．認知症やパーキンソン病をはじめとする神経筋疾患の患者は，慢性に経過しながら徐々に嚥下機能低下を生じる．現在，このような**「嚥下障害をもった慢性期の高齢者」が増えている**．

2．慢性期の嚥下障害の患者数

現在，脳卒中で加療中の患者は，全国で約112万人と推察され，それらのうち入院加療を受けている患者は約15万人といわれている[1)]．この数字からの単純な引き算にはなるが，約97万人の脳卒中患者が施設や在宅に存在することとなり，その多くは慢性期と考えられる．慢性期の脳卒中患者のうち，嚥下障害を呈する割合についてはさまざまな報告があり一概にはいえないが，仮に3割としても30万人以上の嚥下障害患者が存在することとなる．

認知症患者は，厚生労働省の統計では2012年時点で約462万人といわれており，そのうちの多くが在宅や施設で生活している．こちらも嚥下障害の割合は確たる報告がないが，3割としても約140万人の嚥下障害患者が存在すること

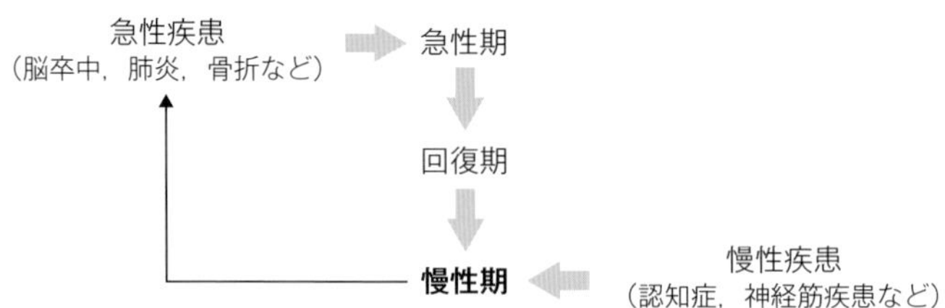

急性疾患を発症した患者は急性期・回復期を経て慢性期を迎える．
慢性疾患を発症した患者は急性期・回復期を通らず慢性期を迎える．
結果として，慢性期の患者が増加している．

図2　病期の概念図

になる．その他，神経筋疾患であるパーキンソン病（約14万人）や筋委縮性側索硬化症（amyotrophic lateral sclerosis；ALS），多系統萎縮症の患者も進行すると嚥下障害を呈する．それら嚥下障害の患者を合計すると，もちろん疾患の重複も考えられるが，200万人相当の成人の慢性期の嚥下障害患者が在宅や施設に存在すると予測できる．

3．慢性期の嚥下リハ

これまでメインで取り組まれてきた脳卒中回復期の嚥下リハ[2]の基本は，誤嚥性肺炎を起こすことなく機能の廃用を予防し，全身の回復とともに嚥下機能の回復を待つという方針である．そこでは「訓練・機能回復」という考えが中心にあり，そこでさまざまなエビデンスが出され，嚥下リハのさまざまな知識や技術が生まれてきた．

しかし，現在増えつつある慢性期の嚥下障害は，その名のとおり慢性的な状態であり，訓練で機能回復が図れる部分もあるが多くは回復が頭打ちとなっている．それどころか神経筋疾患による嚥下障害は進行性であり，機能を回復させることが困難なだけでなく，機能低下を止めることもできない．そのようななか，**慢性期の患者においても機能回復を期待できる数少ない手段が薬剤からのアプローチである**．服用薬剤を調整することにより，慢性期であっても食欲や嚥下機能が回復することがある．慢性期の数少ない回復手段である薬剤からのアプローチを見逃してはならない．そのためには「薬剤からみた嚥下リハ」と「嚥下リハからみた薬剤」の双方向の視点をもって臨床に挑む必要がある．

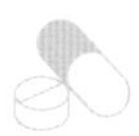

嚥下障害と薬剤

嚥下障害の分野で薬剤が関わる事項は大きく2つある．

1つ目は服薬困難への対応である．薬剤の投与経路は経口が基本であり，現在は医薬品売上の比率の約70％が経口剤といわれている．経口投与は簡便，安価などの利点があるが欠点も有する．薬剤は食道からその下部の消化管へ到達しなければ効果を発揮しない．嚥下障害のある患者では，誤嚥してムセて口腔

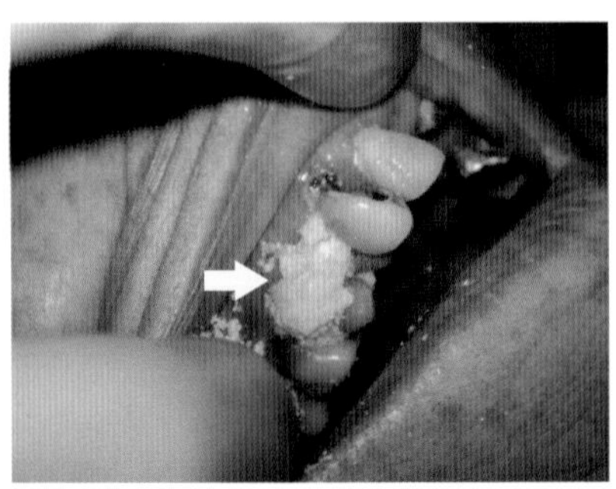

アルツハイマー型認知症患者の服薬後に口腔ケアを行うと，口腔内に薬剤が潰れて残留していた．部位は上顎右側小臼歯部の頬側．

図3　**口腔内に残留した薬剤（矢印）**

外へこぼれていたり，口腔や咽頭に残留したり（図3），また誤嚥するのが苦痛であるため服薬を自己判断で止めている場合もある．

それら嚥下障害患者の服薬時の問題に対応するためには，「嚥下機能を考慮した服薬指導」が必要となる．**嚥下障害を有している患者に対して，その病態を適切に把握して服薬指導を行わなければならない．**「嚥下障害患者＝とろみ付き水での服薬」といった杓子定規な対応ではなく，剤形変更や簡易懸濁法，オブラートの使用などの服薬方法を，個々の患者の嚥下の状態を加味して適切に指導できなければならない．服薬指導のためにも嚥下障害の知識は必須である．

2つ目は，薬剤の副作用による嚥下障害や食欲低下である．近年の報告でその詳細が明らかになりつつあるが，**薬剤性嚥下障害はこれまで考えられていたよりも多い**[3)]．反対に，**薬剤を服用することによって嚥下機能や食欲が改善することもあるが，それらの処方がなされていないという場合もある．**もちろんそういった現状に処方医が気づけばよいが，高齢者は疾患を多く抱えており，そこまで処方医も気が回らない．それどころか薬剤が嚥下機能や食欲を左右することさえ知らない医師もいる．そのため職種によらず，気づける医療職がカバーすべき領域といえる．

その他，誤嚥性肺炎時の投薬，薬剤性の口腔乾燥症なども嚥下障害の分野で薬剤が深く関わる事項である．

嚥下の5期およびその障害

嚥下動作は「先行期，準備期，口腔期，咽頭期，食道期」の5つに分けることができる．実際の嚥下動作では，5つの期が順番に起こるのではなく，同時に起こることもあり厳密な区別は困難であることも多い．しかしながら，嚥下という活動を理解するにあたり5期に分けることは非常に有用である．ここでは嚥下障害の理解を深めるために，5期それぞれで生じる障害やその原因となる薬剤について略説する．

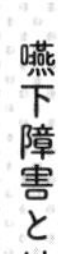

1．先行期（図4）

食物を認知してから口に入れるまでの段階を指す．認知機能や意識レベルが低下していると嚥下するものを認知できなくなり先行期が障害される．手を動かして食物を口に入れる，口唇で取り込む，といった動作も先行期に含まれる．一見嚥下とは関係ないように思われるが，嚥下臨床では非常に重要な期である．

●先行期の障害

視覚や嗅覚に障害がある高齢者では，食物を認知することが困難となってい

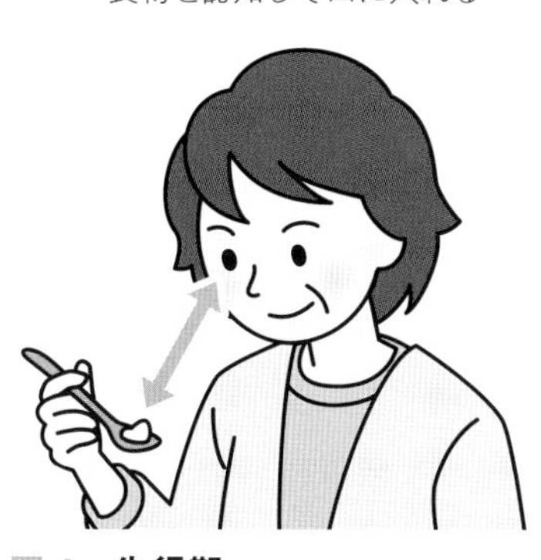

図4　**先行期**

る．また，傾眠傾向や意識レベル低下により先行期が障害されている患者もいる．その原因としては，認知症や脳血管障害後遺症などがあるが，薬剤の副作用によるものもある．抗不安薬や抗けいれん薬などがその原因薬剤となることが多い．抗コリン作用を有する薬剤も認知機能の低下を来し，先行期を障害することがある．脳血管障害後遺症や神経筋疾患のため手に運動障害があって食物を口に運べない，といった症状も先行期の障害である．

2．準備期（図5）

口に取り込まれた食物を粉砕し，唾液と混合して飲み込みやすい形にまとめ上げる（食塊形成）期を指す（図6）．咀嚼もここに含まれる．米飯などを咀嚼せずに丸飲みすることは困難なように，咀嚼して食塊形成することで飲み込みが可能となり，それ以降の期がスムースに進むようになる．

●準備期の障害

脳血管障害後遺症や神経筋疾患による舌，下顎，頬，口唇の運動障害があると十分な食塊形成ができずに準備期の障害となる．多数歯欠損や義歯不適合といった歯科的な問題も咀嚼障害の原因となり，その結果，準備期の障害を引き起こす（図7）．薬剤の影響としては，抗精神病薬による薬剤性ジスキネジアが準備期の障害の原因となることがある．また，薬剤性の口腔乾燥症も，唾液

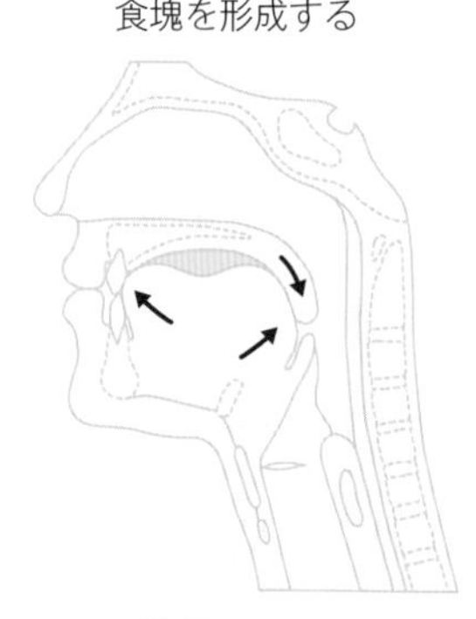

図5　**準備期**

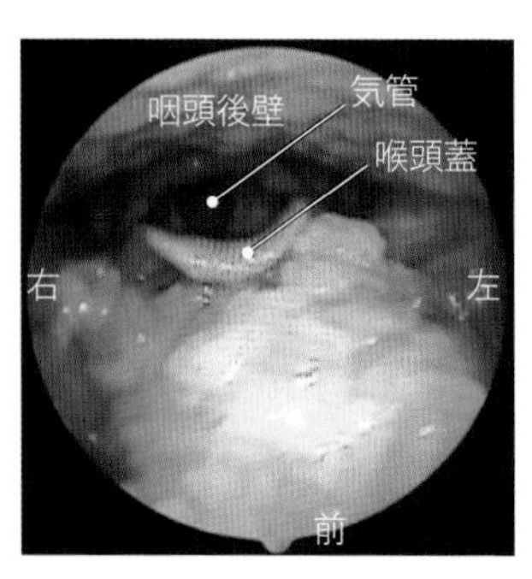

米飯が粉砕されて唾液でコートされているのがわかる．

図6　**米飯摂取時の嚥下内視鏡所見（健常者）**

不足による食塊形成不全を生じる．

3. 口腔期（図8）

準備期で形成された食塊を口腔から咽頭へと運ぶ期である．「口腔」とついているが咀嚼は含まない．

口腔期の障害

舌に運動障害が生じると口腔期が障害される．疾患としては脳血管障害後遺症やALSによくみられる（これら患者では準備期も障害される）．アルツハイマー型認知症や前頭側頭型認知症では，舌の運動自体には障害がなくても，なぜか食塊を咽頭に送り込むことができないといった口腔期のみの障害が出現する場合がある．

4. 咽頭期（図9）

咽頭の食塊を食道へと運ぶ期である．喉頭が前上方に動いて食道の入口が開き，同時に咽頭が収縮して食塊を食道へと押し込む．このとき，喉頭蓋と披裂部が気道を閉鎖することで，気管に食物が入らないようになっている．ここで誤って**食塊が気管に入ると「誤嚥」となり**，咳嗽反射が正常であれば激しくムセる．

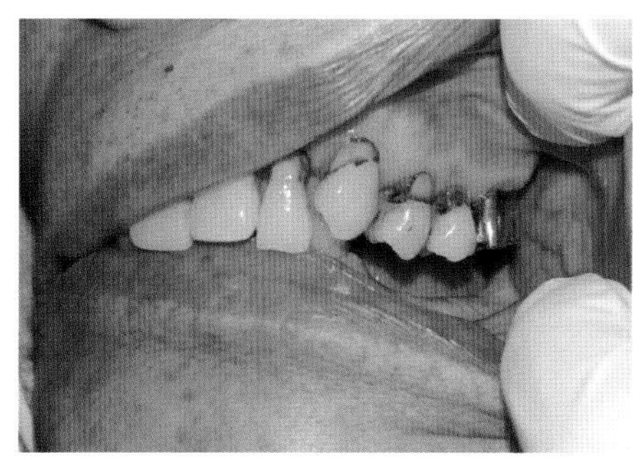

前歯はあるが左下の臼歯部は欠損している．臼歯で咀嚼することができないために準備期の障害が生じる．

図7　**咬合支持がない口腔**

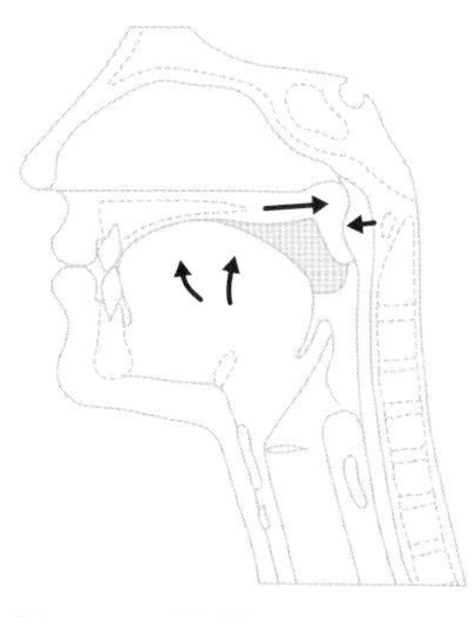

図8　**口腔期**

食塊を食道へ送り込む
気管を保護する

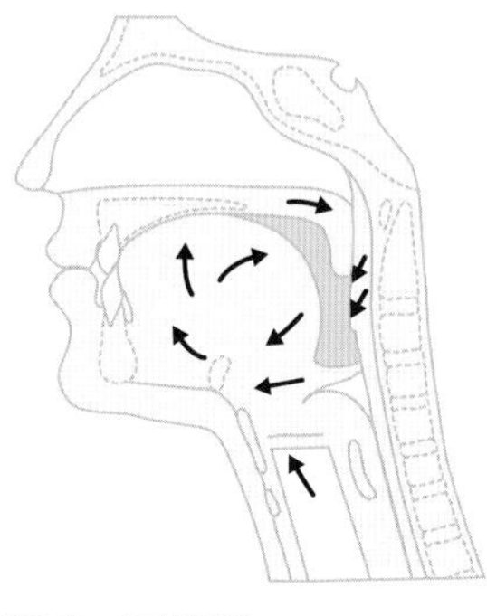

図9　**咽頭期**

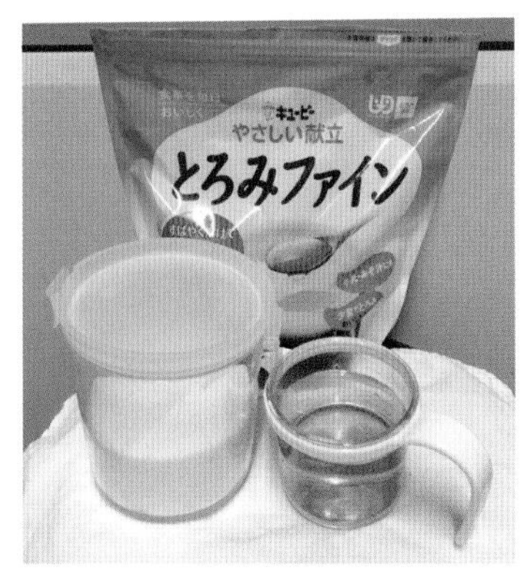

粉末状のものが多く，液体に溶かして使用する．

図10　**増粘剤（とろみ剤）の一例**

●咽頭期の障害

誤嚥と咽頭残留が主な症状である．それらは咽頭の感覚障害（残留に気づかない，嚥下反射が生じない）もしくは運動障害（咽頭収縮が弱く残留する，気道閉鎖が弱く誤嚥する）によって生じる．感覚障害を呈する疾患は脳血管障害が代表的であり，運動障害を呈する疾患は脳血管障害，パーキンソン病，多系統萎縮症，ALSなどがある．薬剤が咽頭期の障害の原因となることもあり，ドパミン遮断薬で薬剤性パーキンソン症候群の原因となりうる抗精神病薬や制吐薬などが臨床では重要である．筋弛緩作用を有する薬剤も筋力低下を来し，誤嚥の原因となることがある．

高齢者が誤嚥しやすいものは水分である．水分は流れが速く，嚥下反射が生じる前に気管内に流入してしまう．このような誤嚥は，水分にとろみをつけて咽頭への流入速度をゆっくりにすると防止できることがある．水分にとろみを付与するためにさまざまなタイプの増粘剤が市販されている（図10）．

5．食道期（図11）

食道に入った食塊を，食道の蠕動運動で胃へと送り込む期を指す．

食塊を胃へ送り込む

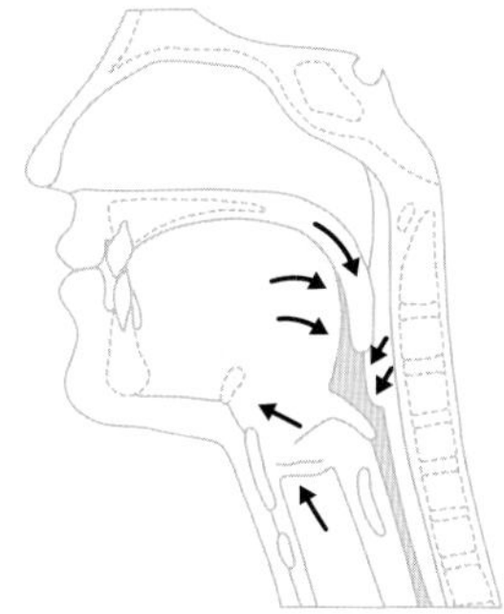

図 11　**食道期**

食道期の障害

嚥下障害の患者で問題となるのは胃食道逆流である．重度の逆流が生じると，胃内容物が咽頭にまで逆流し，それを誤嚥することで肺炎が生じる場合もある．高齢者は逆流が多い[4]とされるが，胃ろう患者は食道の運動低下があるため特に多い．まれに筋弛緩薬やカルシウム拮抗薬が食道蠕動運動低下の原因となることがある．

文　献

1）厚生労働省 : 平成 29 年（2017）患者調査の概況 , pp1-15, 2017（https://www.mhlw.go.jp/toukei/saikin/hw/kanja/17/index.html）

2）藤島一郎 , 他 : 脳卒中の摂食嚥下障害 第 3 版 . 医歯薬出版 , 2017

3）Pretorius RW, et al : Reducing the risk of adverse drug events in older adults. Am Fam Physician, 87 : 331-336, 2013

4）Furukawa N, et al : Proportion of reflux esophagitis in 6,010 Japanese adults : prospective evaluation by endoscopy. J Gastroenterol, 34 : 441-444, 1999

2 誤嚥・誤嚥性肺炎の基礎知識

ESSENCE

- 誤嚥は誤嚥性肺炎の原因となり生命に関わるが，誤嚥によって肺炎が生じるかは，侵襲（誤嚥物の量・性質）と抵抗（呼吸・喀出機能，免疫機能）のバランスで決まる．
- 咽頭のサブスタンスP濃度が低下することで不顕性誤嚥（ムセのない誤嚥）となりやすくなり，肺炎のリスクとなる．
- パーキンソン病や加齢によるドパミンの生産低下や抗精神病薬によるドパミンの遮断はサブスタンスP濃度を低下させる．
- ACE阻害薬やアマンタジンなど咽頭のサブスタンスP濃度を上昇させる薬剤が誤嚥量の軽減につながると考えられている．

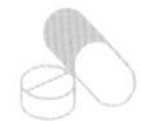

誤嚥とは

前項で述べたように「嚥下障害＝誤嚥」ではない．しかし，誤嚥は誤嚥性肺炎の原因となり，生命予後に大きく関わる症状である．嚥下障害を理解するには，誤嚥・誤嚥性肺炎について正しい知識をもっておく必要がある．

気管や肺は基本的には気体（日常では空気）しか入らないようになっている．食物や唾液など空気以外のものが嚥下されて下咽頭を通過するときに，食道に入らずに**声門を越えて気管に入ることを誤嚥という**（図1）．咽頭期が障害されると誤嚥の頻度が上がることは容易に理解できる．しかしながら，咽頭期以外の期が障害された場合でも誤嚥は生じる．例えば，意識レベル低下（先行期の障害）のために嚥下のタイミングがズレて誤嚥する，食道期の障害のために不意に食物が食道から咽頭に逆流して誤嚥する，などである．

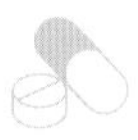

誤嚥性肺炎発症のバランス

すべての誤嚥が肺炎につながるわけではないのは周知のとおりであり，誤嚥に引き続き肺炎が生じるかどうかは，侵襲と抵抗のバランスで決まる[1]（図2）．**侵襲が大きくなるか，もしくは抵抗が小さくなったときに誤嚥が肺炎へとつながる**．侵襲とは，誤嚥物の量，性質（気道への為害性）であり，抵抗とは，呼吸・喀出機能，免疫機能である．誤嚥されたものが清潔で為害性がなければ（滅菌した生理食塩水など），侵襲としては大きくないため肺炎は生じない．また，誤嚥をしても，喀出が可能で免疫機能が良好であれば肺炎を生じることなく経過する．実際に臨床では，嚥下内視鏡などの検査で誤嚥を認めるものの，肺炎を生じることなく長年経口摂取を続けている患者も多い[2),3)]．反対に，喀出力が弱く，抵抗力も低下した患者，例えば肺機能が低下した高齢者，喫煙者，慢性閉塞性肺疾患（chronic obstructive pulmonary disease；COPD）患者，肺結核後遺症の患者などでは，少量の誤嚥であっても肺炎になりやすい．

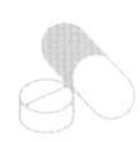

不顕性誤嚥

誤嚥性肺炎発症のバランスを大きく崩す原因として，不顕性誤嚥があげられ

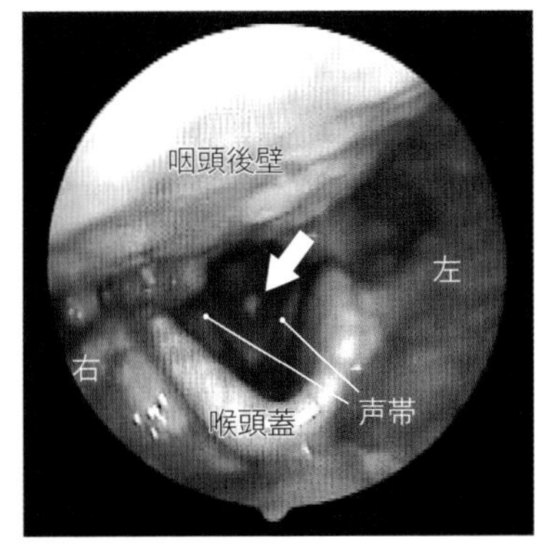

声門下に誤嚥物（米飯の粒）が確認できる．

図１　**誤嚥（矢印）の嚥下内視鏡所見**

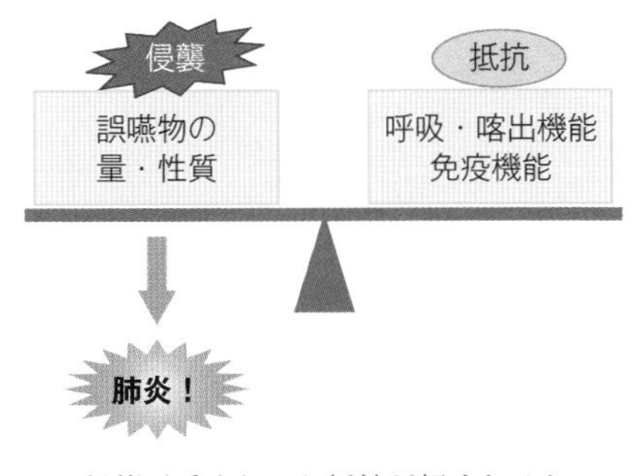

侵襲が重くなるか抵抗が軽くなると，
バランスが左に傾き肺炎を発症する．

図２　**侵襲と抵抗のバランス**

る．**不顕性誤嚥は「ムセのない誤嚥」とされており，誤嚥物が声門を越えて気管内に入っても咳嗽反射が生じない状態である**（図3）．すなわち，誤嚥物が咳嗽で排出されずに，気管・肺内に入ったままになるためバランスが崩れて肺炎のリスクが高くなる．

不顕性誤嚥の発症機序には，サブスタンスPという痛みの伝達物質の関与が考えられている．咳嗽反射や嚥下反射が良好な患者では咽頭のサブスタンスP濃度が高いことが示され，一方，不顕性誤嚥を生じている患者では，その濃度が低いことが明らかとなった[4)]．その結果から，誤嚥したときに咳嗽反射が生じるには，咽頭のサブスタンスP濃度がポイントとなると考えられている．そのサブスタンスPは中脳黒質で産生されるドパミンに誘導され，迷走神経・舌咽神経の知覚枝の頸部神経節で合成されて逆行性に咽頭に放出される（図4）．すなわち，**ドパミンの産生低下がサブスタンスPの分泌低下，ひいては不顕性誤嚥を招く**のである．したがって，ドパミンの産生が低下する疾患であるパーキンソン病やパーキンソン病関連疾患（進行性核上性麻痺や大脳皮質基底核変性症），大脳基底核の脳卒中で不顕性誤嚥が多くなるとされている．また，加齢現象でもドパミンは減るとされており，高齢であること自体が不顕性誤嚥のリスクになると考えられる．

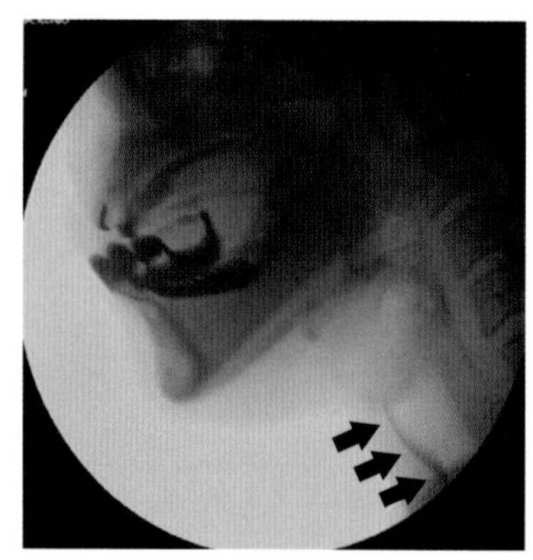

液体嚥下後に気管内に誤嚥（矢印）を認めるが，咳嗽反射は生じず，誤嚥物は喀出されなかった．

図3　不顕性誤嚥（嚥下造影検査）

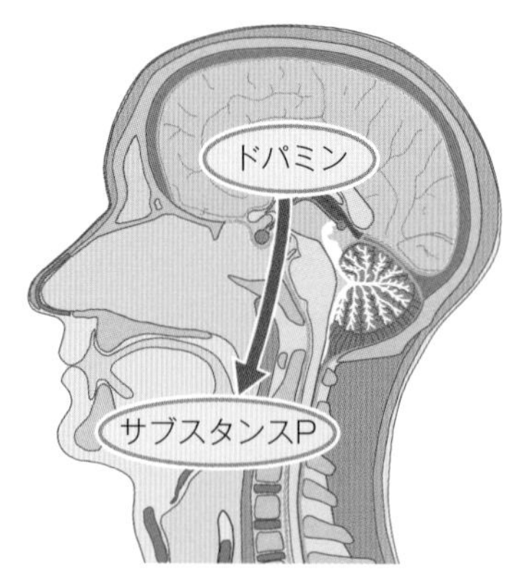

中脳黒質で産生されるドパミンに誘導されたサブスタンスPが舌咽・迷走神経を介して逆行性に咽頭に放出される．

図4　ドパミンとサブスタンスＰ

薬剤のなかには，ドパミンを遮断する効果を有するものも存在する．代表的なものは統合失調症や高齢者のせん妄に対して用いられる抗精神病薬である．抗精神病薬もドパミンを遮断するためにサブスタンスPを減少させることで，嚥下反射の低下や不顕性を含む誤嚥を来すと考えられている．

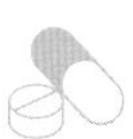

誤嚥性肺炎の予防の考え方

1．侵襲の軽減

(1) 誤嚥量の軽減

誤嚥の量を減らす一つの方法は嚥下訓練や食事介助である．誤嚥がある患者では胃ろうが造設されることがあるが，それも食事による誤嚥の量を減らすことが主目的である．やみくもに経口摂取を禁止することは避けるべきであるが，誤嚥性肺炎発症のバランスが崩れるようであれば経口摂取の禁止もやむをえない場合がある．

アンジオテンシン変換酵素（ACE）阻害薬[5]やアマンタジン（シンメトレル®）[6]などは咽頭のサブスタンスPの濃度を上げることで咳嗽反射を改善し不顕性誤嚥を顕性誤嚥とするが，サブスタンスPは嚥下反射も同時に改善するため，誤嚥量の軽減にもつながると考えられている．また，唾液の誤嚥などは日常的に生じる可能性があり，訓練・介助での対応だけではどうしても限界がある．そういう患者や症状に対して，薬剤の効果に望みをかけて適用する場合も多い．

(2) 誤嚥物の質改善

誤嚥物の質を改善する方法は，刺激物の誤嚥を避けるのも一法であるが，主たるものは口腔ケアになる．唾液中には口腔内の細菌が大量に含まれており（図5），不潔な唾液中には1mL中に10^9個の細菌が存在するといわれているが，その濃度は口腔ケアにより低下する．口腔ケアにより，唾液中の細菌数を減じ，細菌叢を変えることで唾液を誤嚥したときの侵襲を軽減するのが目的である．加えて，**口腔ケアには咽頭のサブスタンスP濃度を上昇させる効果がある**ことが明らかにされている[7),8)]．すなわち，口腔ケアは口腔内を清潔にするだけでなく，咳嗽反射や嚥下反射を改善する効果も有している可能性が考えられている．実際に口腔ケアを行うことで，誤嚥性肺炎の発症率が低下することが大規模な比較研究により明らかになっている[9)]．

(3) 胃食道（咽喉頭）逆流の予防

胃内容物が食道に逆流することを胃食道逆流というが，その逆流物が食道にとどまらず喉頭・咽頭にまで到達し，その逆流物の誤嚥により肺炎を生じることがある．近年，この逆流物誤嚥による肺炎も比較的多いと考えられるようになり，欧米では食事や唾液を誤嚥して生じる肺炎をanterograde pneumoniaというのに対し，逆流による肺炎をretrograde pneumoniaとよぶ．逆流物が胃液（pH2.4以下）のときに生じる嚥下性肺炎をmendelson症候群といい，酸による重篤な化学性肺臓炎の像を呈する．

高齢者は噴門部の機能低下，食道や胃の蠕動運動低下のために胃食道逆流が増えると考えられており，加えて食道裂孔ヘルニアなどの疾患があるとさらに頻度は上がる（図6）．さらに胃ろうも食道の廃用症候群による機能低下を生じるため，胃食道逆流の増悪因子と考えられている[10)]．

したがって，胃食道逆流の予防としては消化管運動促進薬や下剤，制酸薬の処方が行われる．胃ろう患者においては栄養剤の半固形化，食後水平位の禁止が知られており，胃ろうであっても食道の廃用症候群の予防のために，あえて経口摂取させることも胃食道逆流予防に有効であると考えられている．

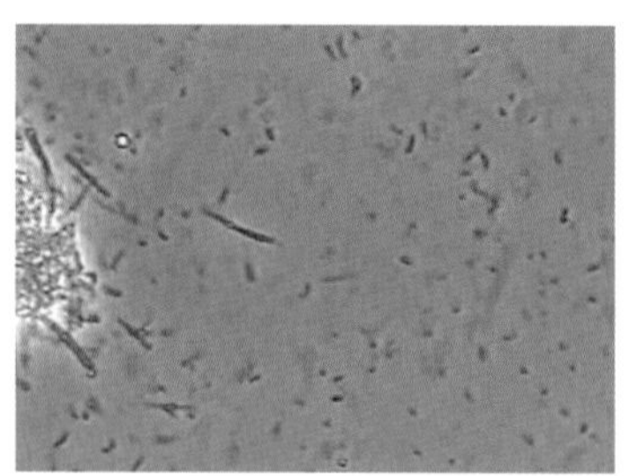

黒い点や線で見えるのがすべて口腔内の細菌である．口腔ケアが十分できていない口腔内の唾液には多量の細菌が混ざっている．

図5　位相差顕微鏡で見た唾液中の細菌

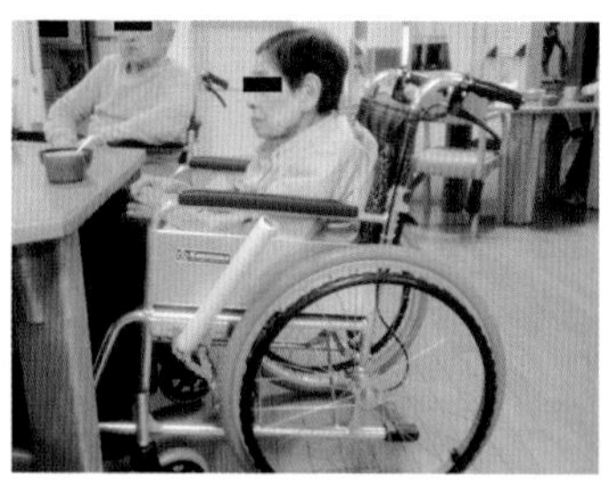

写真のような高齢の円背の女性では，加齢による横隔膜の筋力低下，円背による腹圧上昇のために食道裂孔ヘルニアが多くみられる．

図6　食道裂孔ヘルニアの患者

2. 抵抗の向上

(1) 免疫機能の向上

免疫機能の向上にはワクチンの利用が行われている．肺炎に特化したワクチンとしては，肺炎球菌ワクチンが開発され臨床でも用いられている（表1）．誤嚥性肺炎と肺炎球菌の関係を直接的に示した報告はないが，誤嚥の二次感染として肺炎球菌に感染する可能性があり，不潔な口腔内には肺炎球菌が日和見菌として認められることが知られている．そういったことから**誤嚥による肺炎を防ぐためにも肺炎球菌ワクチンは有効である**と考えられている．もちろん免疫機能を考えるときは，ワクチンだけでなく免疫全般に関与する栄養状態の改善も考慮しなければならない．

(2) 喀出機能の改善

薬剤の利用

喀出機能の改善のためには，咳嗽反射を促す薬剤や食品を利用する方法がある．原理はサブスタンスPやドパミンを補う薬剤の利用である．ACE阻害薬[5]やアマンタジン[6]，シロスタゾール（プレタール®）[11]，半夏厚朴湯（はんげこうぼくとう）[12]に肺炎予防効果があることが示されている．反対に，鎮咳薬はその作用機序から咳嗽反

表1 **肺炎球菌ワクチン**

	ニューモバックス®NP	プレベナー13®
含まれる抗原	23種類	13種類
抗体を作らせる能力	低い	高い
効果の持続	短い	長い
再摂取の必要性	5年ごと	不要
補助の有無	対象年齢であり	なし

射の惹起を阻害するため，不顕性誤嚥を増やし肺炎のリスクも上昇させる．誤嚥の可能性がある患者への適用は避けたほうがよい[13]．

これら薬剤は嚥下訓練とは異なり，服用さえできれば効果が期待できるため，認知症をはじめとする意思疎通が困難な患者に対しては重要な治療オプションとなる．

(3) 呼吸機能の改善

呼吸理学療法に期待されるのは，呼吸機能を保つ効果と実際に誤嚥したものの排出を促す効果の2つである[14]（図7）．

呼吸理学療法を行うことで呼吸機能を良好に保つことができれば，誤嚥してムセたときに力強く喀出することが可能となる．また，排痰の技術を利用して，誤嚥してしまったものを積極的に排出させることで，侵襲を軽減することが可能となる．

本章では嚥下障害について概略を解説した．嚥下障害の詳細については各専門書を参照されたい．一部，嚥下障害と薬剤との関係に触れたが，嚥下障害と薬剤は関わりが深いことを認識していただけたと思う．嚥下障害や誤嚥性肺炎の治療やケアを行っていくにあたり，関連する薬剤に詳しくなっておくことは

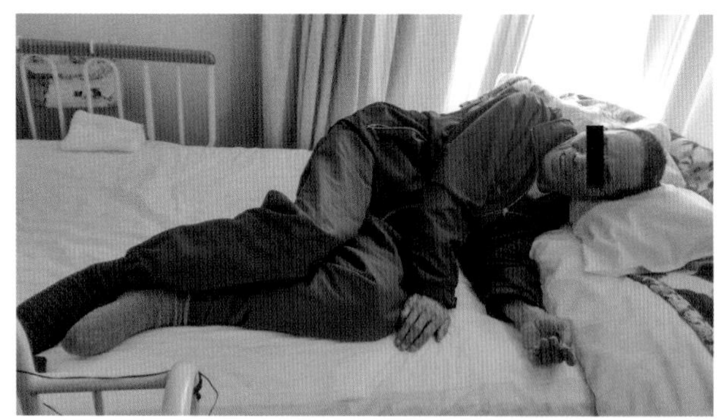

呼吸理学療法で用いられる排痰の方法である．座位で誤嚥した場合は，誤嚥物は右肺に入りやすいため，誤嚥後は右上の側臥位を取ると重力で誤嚥物が排出されやすくなる．

図7　呼吸理学療法の一例（ドレナージ体位）

臨床の幅を広げるのに大いに役立つ．本章で述べた概論を踏まえつつ，以降の章で実践的な嚥下障害と薬剤の関連について述べていく．

文　献

1) 野原幹司 : 7 章 リスク管理 ; 認知症患者の摂食・嚥下リハビリテーション（野原幹司・編）, pp101-117, 南山堂 , 2011
2) Butler SG, et al : Computed tomography pulmonary findings in healthy older adult aspirators versus nonaspirators. Laryngoscope, 124 : 494-497, 2014
3) Tanaka N, et al : Effect of aspiration on the lungs in children: a comparison using chest computed tomography findings. BMC Pediatr, 19 : 162, 2019
4) Yamaya M, et al : Interventions to prevent pneumonia among older adults. J Am Geriatr Soc, 49 : 85-90, 2001
5) Sekizawa K, et al : ACE inhibitors and pneumonia. Lancet, 352 : 1069, 1998
6) Nakagawa T, et al : Amantadine and pneumonia. Lancet, 353 : 1157, 1999
7) Yoshino A, et al : Daily oral care and risk factors for pneumonia among elderly nursing home patients. JAMA, 286 : 2235-2236, 2001
8) Watando A, et al : Daily Oral Care and Cough Reflex Sensitivity in Elderly Nursing Home Patients. Chest, 126 : 1066-1070, 2004
9) Yoneyama T, et al : Oral care and pneumonia. Oral Care Working Group. Lancet, 354 : 515, 1999
10) Elphick DA, et al : Does gastro-oesophageal reflux following PEG placement in stroke patients predict a poorer outcome? Age Ageing, 35 : 545-546, 2006
11) Yamaya M, et al : Antithrombotic therapy for prevention of pneumonia. J Am Geriatr Soc, 49 : 687-688, 2001
12) Iwasaki K, et al : The effects of the traditional chinese medicine, "Banxia Houpo Tang（Hange-Koboku To）" on the swallowing reflex in Parkinson's disease. Phytomedicine, 7 : 259-263, 2000
13) 佐々木英忠 : 高齢者肺炎における誤嚥性肺炎の重要性. 日医雑誌, 138 : 1777-1780, 2009
14) 野原幹司 : 言語聴覚士が行う呼吸リハビリテーション; 言語聴覚士のための呼吸ケアとリハビリテーション（石川　朗・編）, pp1-14, 中山書店, 2010

第2章

高齢者の服薬の問題点

1　高齢者の服薬の現状

ESSENCE

- ポリファーマシーは5剤以上の薬剤内服と定義されることが多い．医療と関わりのある高齢者の2人に1人はポリファーマシーである．
- ポリファーマシーの原因を整理することで，介入できるポイントが見えてくる．特に多疾患併存（multi-morbidity）への対応が必要である．
- くすりもリスク！！　高齢者をみたら薬の副作用を疑う．
- ガイドラインやクライテリアの特徴を知り，適切に利用する．
- ポリファーマシーの解決には，患者を中心とする総合的な視点や多職種連携が必要である．

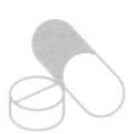

ポリファーマシーの定義

「薬剤と嚥下」や「薬剤と食行動」を考えていくにはポリファーマシーは避けては通れない問題である．ポリファーマシーの明確な定義はないが，「臨床的に必要とされている量以上に多くの薬剤が処方されている状態」を指すことが多い．複数の研究から，薬剤が5種類以上になると高齢者の死亡，機能障害，転倒，虚弱性が増えると報告されている．（図1）[1]．ポリファーマシーに関する研究論文が，ポリファーマシーを何剤以上と定義しているかを調査した研究では，5剤以上と定義している論文が全体の6割を占めていた[2]．これらのことから，**一般的にポリファーマシーは5剤以上**と考えられている．また，服用薬剤数によらず，**薬剤によって有害事象が生じたこと全般をポリファーマシーとよぶ**こともある．

一方，薬剤数だけではなく個々の薬剤の適切性を評価することも重要であ

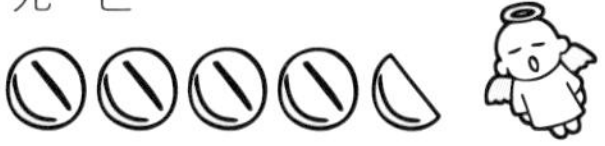

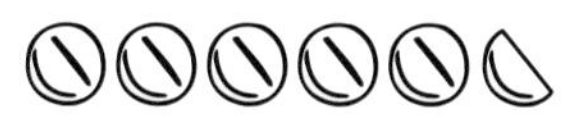

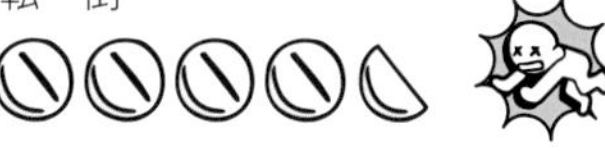

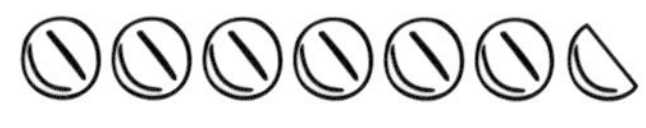
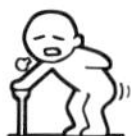

図1　高齢者における内服薬剤数と重要なアウトカムの関係

〔吉田英人：ポリファーマシーで困ったら一番はじめに読む本．じほう，2018より〕

る．疾患や病態に基づいて最適な処方をされた結果，多剤服用になっている場合を適切なポリファーマシー，不必要な処方が含まれている場合を不適切なポリファーマシーと表現されることもある．そのため「量的」な視点と「質的」な視点の両方でポリファーマシーを考えていく必要がある．

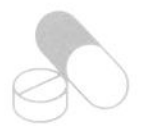

ポリファーマシーの頻度

世界各国でポリファーマシーは注目されており，その実態調査が進んでいる．米国で行われた高齢者の薬剤使用の調査では，5剤以上の薬剤内服は2005年で31%，2011年では36%であった[3]．英国の調査では，救急外来を受診した高齢患者467人のうち5剤以上の薬剤内服は45%と報告されている[4]．そして日本の報告では，市中病院の入院患者を調査した観察研究において，平均処方薬剤数6.4剤で63%がポリファーマシーであったと報告している[5]．また訪問診療を受けている患者を訪問薬剤師が調査した研究では，4,243人の患者（平均年齢82.7歳）のうち不適切処方を受けていた割合は48.4%だった[6]．これらの報告から，**医療と関わりのある高齢者の約50%はポリファーマシーの状態にある**と推測できる．ポリファーマシーが日常的によく遭遇する問題なのがわかる．

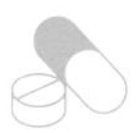

ポリファーマシーの原因――多疾患併存という考え方

ポリファーマシーの原因をまとめると表1[7]のようになる．ポリファーマ

表1　ポリファーマシーの原因

医療システムに関するもの
平均余命の延長 新しい治療や技術の発達，予防医療の増加
患者に関するもの
年齢，性別 多疾患併存（multi-morbidity） 薬剤効果への過度な期待や行動
医療者に関するもの
ガイドラインを中心とした診療 臓器別診療 各診療科や多職種間のコミュニケーション不足 定期的な処方内容の見直しがないDo処方
その他
製薬会社の過度な宣伝，マスメディアによる報道

〔Hovstadius B, et al：Clin Geriatr Med, 28：159-172, 2012 より〕

シーの原因を整理することで，薬物有害事象へのアプローチ方法がみえてくる．そのなかでも多疾患併存（multi-morbidity）への対応がポイントとなる．

多疾患併存は，1人の患者に2つ以上の慢性疾患が同時に存在することと定義されている[8]．多疾患併存では，各併存疾患に対する複数の投薬，受診医療機関の増加，処方カスケードなどから薬剤が増えてしまう．例えば，各併存疾患に対する診療ガイドラインに従って推奨どおりに処方すると，ポリファーマシーを助長してしまうことが問題として指摘されている[9]．これは，多くの診療ガイドラインが単一疾患に対するもので，多疾患併存を考慮した推奨を出していないためである．さまざまな疾患の併存が考えられるが，特に悪性疾患，消化器疾患，泌尿器疾患が併存することはポリファーマシーの助長と関連があるという報告がある[10]．また多疾患併存では，複数の病院や診療科で治療を受けることが多くなり，主治医が誰になるのかがわかりにくくなる場合がある．そしてどの診療科の医師も自分が主治医であるという意識が薄くなり，集団無責任の状態になった結果，多疾患併存ではポリファーマシーが放置されてしまう．全体を見渡して薬剤を調整する医療職（かかりつけ医やかかりつけ薬剤師

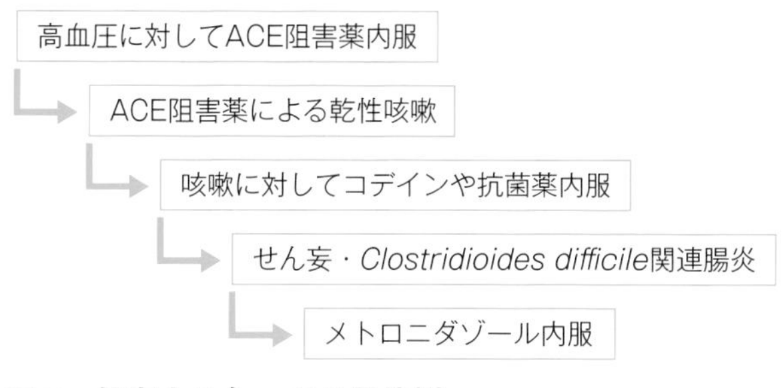

図2　**処方カスケードの具体例**
〔Liu PT, et al：Geriatr Gerontol Int, 9：402-404, 2009より〕

など）が必要である．

●処方カスケード

処方カスケードとは，内服中の薬剤による有害事象の症状を新たな問題と誤認して，その症状に対してさらに他の薬剤を処方してしまうことを指す[11]．カスケードとは何段も連なった小さな滝のことを示すが，転じて連鎖的あるいは段階的に物事が生じる様子を表す．処方カスケードの存在を意識しておかないとこのことに気づくことは簡単ではなく，しばしば長い経過をたどって深刻な問題を引き起こす（図2）[12]．特に高齢者は非特異的な症状の訴えが多い．**患者が症状を訴えたときには薬の追加でコントロールするのではなく，まずは「薬の副作用が原因ではないか」と考えることが処方カスケードを防ぐために重要である．**

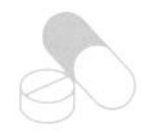

ポリファーマシーを回避するためのクライテリア

ポリファーマシーの評価や介入を行ううえで，薬剤の適切性・不適切性を評価することは重要である．

まだ有害事象は引き起こしていないが，このまま処方を継続すると今後有害事象を引き起こす可能性が高い薬剤を，潜在的に不適切な処方（potentially inappropriate medications；PIMs）とよぶ．

ポリファーマシーの評価として，このPIMsを同定するためのクライテリアが世界各国で開発されている．各国でクライテリアを作成しているのは，国ごとで採用薬や投与量，効果や副作用のエビデンスが異なることを考慮しているためである．さまざまなクライテリアのなかで広く用いられているものとして，米国のBeers criteria，欧州のSTOPP/START criteriaがあり，日本には高齢者の安全な薬物療法ガイドライン2015がある．各クライテリアの特徴を説明する．

1．Beers criteria[13)]

1991年に米国の老年科医Mark Howard Beersが開発したもので，当初は施設入所者に対する評価のために用いられた．現在は米国老年医学会（American Geriatrics Society）が3年ごとに改訂を行っており，最新版は2019年に発表されている．

高齢者に潜在的に不適切と考えられる薬剤，特定の疾患をもつ高齢者には避けたほうがよい薬剤，慎重に使用すべき薬剤，薬物相互作用のために避けたほうがよい薬剤，腎機能低下時に注意すべき薬剤などがまとまって記載されている．また抗コリン作用を有する薬もまとめてあり，認知機能低下や薬剤性口腔乾燥の原因薬剤をチェックするうえでも有用である．

2．STOPP/START criteria[14)]

2008年にアイルランドの専門家が先導して作成したのがSTOPP/START criteriaである．これはScreening Tool of Older Person's Prescriptions（STOPP）とScreening Tool to Alert doctors to Right Treatment（START）の2つのクライテリアで構成されている．高齢者に避けるべき薬剤だけでなく，使用すべき薬剤についてもリストになっているのが特徴的である．最新版は2015年に発表されており，STOPPには80種類，STARTには34種類の薬剤が含まれている．他のクライテリアよりもPIMsの検出感度がよいという報告がある[15)]．

3．高齢者の安全な薬物療法ガイドライン[16)]

2005年に日本老年医学会によって作成され，2015年に全面改訂された．改訂版では特に慎重な投与を要する薬剤29種類，開始を考慮すべき薬剤8種類がリストになっている．また在宅医療，介護施設の医療，薬剤師の役割といった領域も新設されている．全文が無料でダウンロード可能である（2020年5月現在）．

これらのクライテリアは，薬剤名と推奨度などが明示的に示されておりExplicit criteria（明示的なクライテリア）とよばれる．利点としては，適切・不適切が二値的に判断しやすいことである．欠点としては，個々の患者の背景や好みが考慮されていないこと，定期的なupdateが必要であることがあげられる．

また，個々の薬剤の適切性を網羅的に評価できるImplicit criteria（黙示的なクライテリア）も使用されている．利点としては，あらゆる薬剤に適応可能であること，適切性の程度を把握できることである．欠点としては，評価に時間がかかること，信頼性がやや低いといった点があげられる．Implicit criteriaとして用いられるMAI（Medication Appropriation Index，表2）[17]は，各薬剤について10項目の質問に対してスコア評価する方法である（高得点ほど不適切と

表2　MAI

質　問	スコア
1. その薬は適応があるか？	3
2. その状態に薬物療法は効果的か？	3
3. 用量は正しいか？	2
4. 指示は正しいか？	2
5. 指示は実用的か？	2
6. 臨床的に有意な薬物相互作用はないか？	2
7. 臨床的に有意な薬剤病態相互作用*はないか？	1
8. 他の薬剤との不必要な重複はないか？	1
9. 治療期間は許容できるか？	1
10. この薬剤は他の同効薬と比べて安価か？	1

*：薬剤による併存疾患の増悪
〔Hanlon JT, et al：J Clin Epidemiol, 45：1045-1051, 1992より〕

判断する).

クライテリアを用いて処方を調整することで，薬剤数や医療費の減少が期待できる．しかしクライテリアを用いたポリファーマシーの是正介入を評価したコクランのメタ解析では，入院の減少やQOL改善の効果は示されていない[18]．また，海外の薬局薬剤師による住民の薬剤調査研究では，同定された薬剤関連問題1,656件のうち，STOPP/START criteriaと関係のない問題が81%（1,348件）占めていたと報告している[19]．クライテリアに該当する薬剤の使用が不適切である可能性は高いといえるが，クライテリアを満たさない薬剤が安心であるともいえない．

特に**前述の3つのクライテリアでは嚥下や食行動に関してあまり言及されておらず，クライテリアに頼っていては薬剤性の嚥下障害や食欲低下を見落としてしまう可能性がある**．

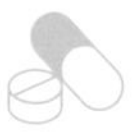

ポリファーマシーを解決するには

英国国営医療サービス事業（National Health Service；NHS）が患者中心のポリファーマシー対策を提示している（図3）[20]．7つのステップで構成されてい

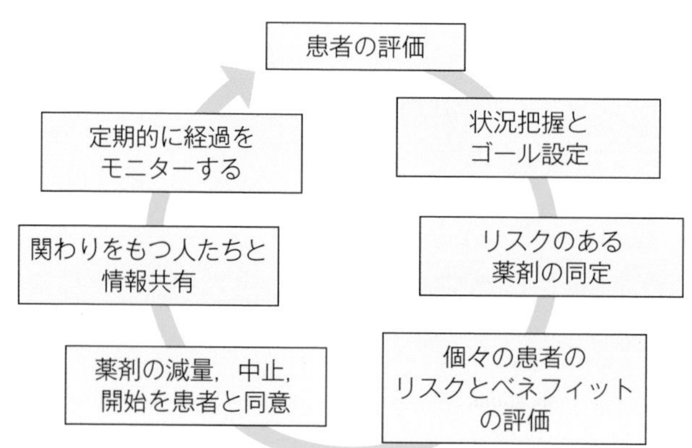

図3　**患者中心のポリファーマシー対策：7つのステップ**
〔East and South East England Specialist Pharmacy Services：Polypharmacy, oligopharmacy & deprescribing：resources to support local delivery. Specialist Pharmacy Service, 31st December 2014, updated 17th August 2016より〕

るが，最初のステップとして「患者の評価」をあげている．「患者やその家族は薬に何を求めているのか」，「薬に対する期待や悩みは何なのか」などの考えや価値観を明らかにすることが重要である．また同時に高齢者総合機能評価（comprehensive geriatric assessment；CGA）を行うことで，包括的なアプローチができる．個々の薬剤のリスクとベネフィットを丁寧に評価し，減薬や中止を提案する．そして，それを多職種で共有し患者との関わりを続けていくことが大切となる．

文　献

1）Gnjidic D, et al : Polypharmacy cutoff and outcomes; Five or more medicines were used to identify community-dwelling older men at risk of different adverse outcomes. J Clin Epidemiol, 65 : 989-995, 2012

2）Masnoon N, et al : What is polypharmacy? A systematic review of definitions. BMC Geriatr, 17 : 230, 2017

3）Qato DM, et al : Changes in Prescription and Over-the-Counter Medication and Dietary Supplement Use Among Older Adults in the United States, 2005 vs 2011. JAMA Intern Med, 176 : 473-482, 2016

4）Banerjee A, et al : The prevalence of polypharmacy in elderly attenders to an emergency department; a problem with a need for an effective solution. Int J Emerg Med, 4 : 22, 2011

5）Fushiki Y, et al : Polypharmacy and adverse drug events leading to acute care hospitalization in Japanese elderly. General Medicine, 15 : 110-116, 2014

6）Onda M, et al : Identification and prevalence of adverse drug events caused by potentially inappropriate medication in homebound elderly patients; a retrospective study using a nationwide survey in Japan. BMJ Open, 5 : e007581, 2015

7）Hovstadius B, et al : Factors leading to excessive polypharmacy. Clin Geriatr Med, 28 : 159-172, 2012

8）Wallace E, et al : Managing patients with multimorbidity in primary care. BMJ, 350 : h176, 2015

9）Boyd CM, et al : Clinical practice guidelines and quality of care for older patients with multiple comorbid diseases : implications for pay for performance. JAMA, 294 : 716-724, 2005

10）Aoki T, et al : Multimorbidity patterns in relation to polypharmacy and dosage frequency: a nationwide, cross-sectional study in a Japanese population. Sci Rep, 8 : 3806, 2018

11）Rochon PA, et al : Optimising drug treatment for elderly people: the prescribing cascade. BMJ, 315 : 1096-1099, 1997

12) Liu PT, et al : Prescribing cascade in an 80-year-old Japanese immigrant. Geriatr Gerontol Int, 9 : 402-404, 2009

13) By the 2019 American Geriatrics Society Beers Criteria® Update Expert Panel : American Geriatrics Society 2019 Updated AGS Beers Criteria® for Potentially Inappropriate Medication Use in Older Adults. J Am Geriatr Soc, 67 : 674-694, 2019

14) O'Mahony D, et al : STOPP/START criteria for potentially inappropriate prescribing in older people: version 2. Age Ageing, 44 : 213-218, 2015

15) Hedna K, et al : Potentially inappropriate prescribing and adverse drug reactions in the elderly: a population-based study. Eur J Clin Pharmacol, 71 : 1525-1533, 2015

16) 日本老年医学会 : 高齢者の安全な薬物療法ガイドライン 2015（https://www.jpn-geriat-soc.or.jp/info/topics/pdf/20170808_01.pdf）

17) Hanlon JT, et al : A method for assessing drug therapy appropriateness. J Clin Epidemiol, 45 : 1045-1051, 1992

18) Rankin A, et al : Interventions to improve the appropriate use of polypharmacy for older people. Cochrane Database Syst Rev, 9 : CD008165, 2018

19) Verdoorn S, et al : Majority of drug-related problems identified during medication review are not associated with STOPP/START criteria. Eur J Clin Pharmacol, 71 : 1255-1262, 2015

20) East and South East England Specialist Pharmacy Services : Polypharmacy, oligopharmacy & deprescribing: resources to support local delivery. Specialist Pharmacy Service, 31st December 2014, updated 17th May 2017

2 高齢者が服薬する際の剤形の問題点

ESSENCE

- 高齢者では，薬剤を正しく管理することや，飲み込むという動作の一連のプロセスを評価し，多職種で服薬支援を立案することが必要である．
- 薬剤の粉砕は効果や副作用が増強したり，減弱したりする可能性があり，味の悪化，食道粘膜障害などの問題が生じることがあるため，薬剤師に相談のうえ行う．
- 薬剤は剤形の変更時だけでなく，経口補助剤の変更時も多職種と情報共有を行い，きちんと薬剤が服用できているかを確認することが大切である．
- 服薬管理能力の評価は多職種で行うことが重要であり，服薬管理が困難な場合には，家族，訪問看護師，訪問スタッフによる服薬管理の支援体制の整備や情報の共有化を図る必要がある．
- 服薬支援では患者個々の嚥下機能や服薬環境，介護負担，薬剤の特徴と副作用を考慮したうえで，薬剤の服用方法や剤形を選択することが必要である．

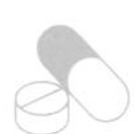

嚥下障害の薬学的管理

患者に有効かつ安全な薬物治療を提供するためには，薬剤の適正使用や薬物動態を考慮した投与量設計などの薬学的管理が求められる．特に，高齢者ではさまざまな注意が必要になる．

高齢者は一般的に多疾患併存（multi-morbidity）であり，多剤併用（ポリファーマシー）となっている．加えて，さまざまな生理機能の低下に伴って薬物動態が変化するため，若年者に比べて薬物有害事象の発生率が高くなる．そのため，高齢者の薬物動態の変化に注意が必要なのはもちろんであるが，これは正確に服薬できていることが前提である．実際の高齢者医療の現場では，正しく服薬できていないケースも少なくない．

高齢者では加齢や脳の疾患などが複雑に絡み合い，認知機能や運動機能，嚥下機能などのさまざまな機能が低下する．そのため，高齢者一人ひとりの認知機能や身体的特徴を考慮しながら，処方の適正化や服薬アドヒアランスの改善を図ることが重要になる．「患者が薬であると認識できるか」，「服用方法を理解できるか」，「薬が見えるか」，「薬をどのように口に運び，どのように飲むか」，「在宅でも継続して服薬可能であるか」といった服薬に関するステップが存在する．高齢者は薬剤を正しく管理することや嚥下動作に支障が生じることがあるため，この一連のプロセスを評価し，服薬支援を立案することが必要となる（表1）．このとき特定の医療職だけでなく，**多職種の視点で考えを共有することによって，より良い支援方法をとることができる**．例えば，嚥下障害患者の経口による食事再開は，経口での服薬の再開も意味する．しかし，実際に経口での食事を再開しても散剤や錠剤が嚥下できないケースは少なくない．そこで問題点を速やかに把握し，患者一人ひとりの病態や病期に応じて調剤上

表1　嚥下の5期と薬剤の問題点および対策

<table>
<tr><th>嚥下の5期</th><th>食　物</th><th>薬剤に対しての問題点</th><th>対　策</th></tr>
<tr><td>**先行期**</td><td>目で見て
認識する</td><td>認識できない
準備できない
取り出せない
口に持っていけない</td><td>丁寧に説明する
お薬カレンダー
一包化
浅めのカップに移す</td></tr>
<tr><td>**準備期**</td><td>口から入れ
咀嚼する</td><td>口の中に溜めこむ
口に入れた薬をこぼす
噛み砕く</td><td rowspan="2">服用補助剤の変更
小さい錠剤へ変更
カプセル剤から錠剤へ変更
服用薬剤数を減らす
外用剤へ変更
割る（可能な薬のみ）</td></tr>
<tr><td>**口腔期**</td><td>口の奥から
喉へ送る</td><td>口の中に溜めこむ
口に入れた薬をこぼす
口の中に残る</td></tr>
<tr><td>**咽頭期**</td><td>嚥下中枢からの
指令で食道へ送る</td><td>咽頭に残る
気管に入る</td><td rowspan="2">服用補助剤の変更
ゼリーに埋め込む
とろみ水で包む
ゼリーの追加嚥下
姿勢の調整
外用剤へ変更</td></tr>
<tr><td>**食道期**</td><td>胃へ送り込む</td><td>食道に残る
逆流する</td></tr>
</table>

の工夫や服用方法の検討，服薬指導・支援を行うためには，多職種と常に情報共有できる環境を日頃から構築することが大切である．また，患者本人による薬剤の管理や服用が困難な場合には，家族や在宅スタッフとの情報共有，服薬への協力依頼など総合的な支援も重要である．

このように高齢者における嚥下障害の薬学的管理について注意すべき点は多く存在するが，本項では嚥下障害患者が服薬するうえでの剤形の問題点や服薬支援について詳述する．

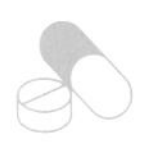

カプセル剤や錠剤の問題点

錠剤とは薬剤と添加剤を一定の形に圧縮して作られた製剤である．特長としては，服用しやすい，苦味・不快臭・刺激のマスキングが可能，表面の印字や刻印で識別しやすい，携帯しやすい，効果の持続性などがある．カプセル剤はゼラチンなどを基剤に製造されたカプセルに粉や顆粒，液状などの医薬品を充填して作られた製剤であり，粉末や顆粒状の薬剤を詰めるのに用いる硬カプセル剤や液状の薬剤を詰めるのに適した軟カプセル剤がある．錠剤と同様の利点に加え，粒形の異なる顆粒や溶出性の異なる顆粒の組み合わせが可能で，錠剤より有効成分の放出が早く，熱に弱い薬剤も充填できるなどの特徴がある．

摂食嚥下障害を有する高齢者にとって，カプセル剤や大きな錠剤はつかみやすいものの飲み込みにくく，口腔内や喉頭蓋谷に残留することがある．特にカプセル剤は口腔内に貼り付いて服用しにくい．また，口腔内だけでなく咽頭，食道などにも残留しやすい[1)]．そのような場合には小さな錠剤への変更，錠剤によっては半割や4分割，さらに小さく割るなどの対応を考慮する．ただし，徐放性製剤や吸湿性のある薬剤などの割ることができない薬剤（表2）には注意が必要である．また，苦味や刺激性をマスキングするためにフィルムコーティングされた薬剤を割ると，苦味や刺激を感じて飲みにくくなる場合がある[2)]．

一方で，小さい錠剤は飲みやすいものの，手指機能が低下した高齢者ではつかみにくくなることに注意が必要である．また，小さい錠剤でも飲み方次第では口腔内に残ってしまい，飲みにくさを訴える場合もある．さらに，小さくす

表2　割ることのできない薬剤例

薬　剤	半　割	粉　砕	理　由	効能・効果
アダラート®CR錠 （ニフェジピン徐放錠）	×	×	徐放性	本態性高血圧症，腎性高血圧症，狭心症
ニトロール®Rカプセル， フランドル®錠 （一硝酸イソソルビド徐放錠）	×	×	徐放性	狭心症，心筋梗塞，その他の虚血性心疾患
オキシコンチン®錠， オキシコンチン®TR錠 （オキシコンチン徐放錠）	×	×	徐放性	中等度から高度の疼痛を伴う各種がんにおける鎮痛
レキップ®CR錠 （ロピニロール）	×	×	徐放性	パーキンソン病
デパケン®R錠，セレニカ®顆粒 （バルプロ酸）	×	×	吸湿性， 徐放性	各種てんかん（小発作・焦点発作・精神運動発作ならびに混合発作）およびてんかんに伴う性格行動障害（不機嫌・易怒性など）の治療，躁病および躁うつ病の躁状態の治療，片頭痛発作の発症抑制
ベルソムラ®錠 （スボレキサント）	×	×	除湿性， 光不安定	不眠症
パリエット® （ラベプラゾール）	×	×	腸溶性	胃潰瘍，十二指腸潰瘍，吻合部潰瘍，逆流性食道炎，Zollinger-Ellison症候群，非びらん性胃食道逆流症，低用量アスピリン投与時における胃潰瘍または十二指腸潰瘍の再発抑制 下記におけるヘリコバクター・ピロリの除菌の補助：胃潰瘍，十二指腸潰瘍，胃MALTリンパ腫，特発性血小板減少性紫斑病，早期胃がんに対する内視鏡的治療後胃，ヘリコバクター・ピロリ感染胃炎

ることで義歯と口腔粘膜との間に入り込んだり，義歯に付着したりしてしまい，食後の口腔ケアで気づくことも少なくない（図1）．

高齢者がつかみやすく飲みやすい錠剤のサイズは直径7～8mmとの報告がある[3)]．基本は患者一人ひとりの口腔・嚥下機能を考慮し，実際の服薬状況を確認しながら工夫することである．どうしても錠剤やカプセル剤がそのまま服薬できない場合は，後述する口腔内崩壊錠への変更，粉砕投与，経管投与などの

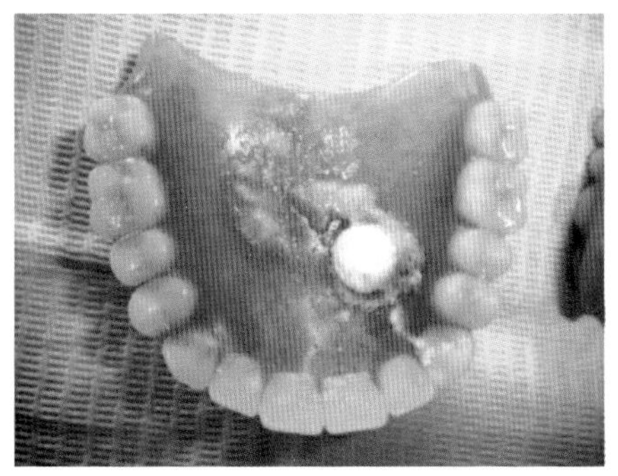

図１　**義歯に付着し残った錠剤**
〔写真提供：伊東歯科口腔病院 廣瀬知二氏〕

方法も選択肢となる．

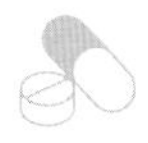

口腔内崩壊錠の問題点

口腔内崩壊（oral disintegrating；OD）錠を選択することは，軽度の嚥下障害患者において有用である．OD錠の外観は普通の錠剤だが，口腔内の唾液で崩壊し，水なしで飲める薬剤として汎用されている（図2）．OD錠は大きくつかみやすいものが多く，飲みやすい大きさに工夫されたものもある．他にも一般的に軽度の嚥下障害患者にとっては，「口の中で速やかに崩壊する」，「水なしで服用しやすい」，「味や口当たりがよい」，「舌への違和感が少ない」，「低刺激である」などの利点がある．嚥下障害を有した患者において，咽頭残留も少ないという報告も多い[4), 5)]．ただし，これらの報告の多くは嚥下のしやすさを自覚症状で評価している点に注意が必要である．

軽度の嚥下障害患者では利点の多いOD錠であるが，重度の嚥下障害患者では，唾液分泌の減少により口腔内で崩壊せずに口腔内や義歯，咽頭に付着するリスク[6)]があり注意が必要である．実際に，OD錠が口腔内で崩壊せずに咽頭に残留しても嚥下反射が起こらないことがある（図3）．OD錠の利点である低刺激性，違和感の少なさ，水分を吸収しやすいことが嚥下反射の消失や咽頭付着の要因となる．嚥下障害の重症度や患者個人の状態によって，OD錠のほう

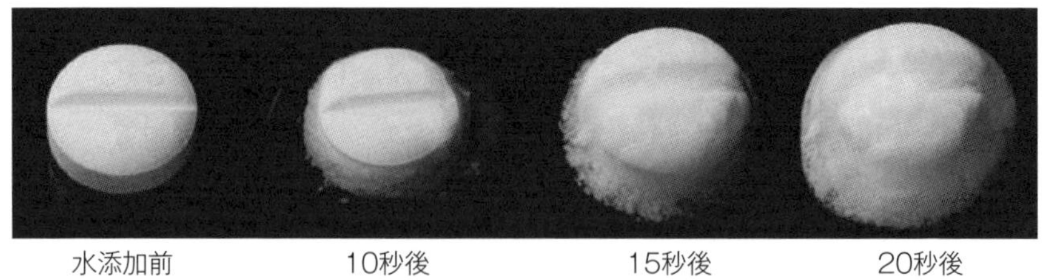

図2　**少量の水で崩壊するOD錠**

〔内田信也, 他：PHARM TECH JAPAN, 36：445-454, 2020より〕

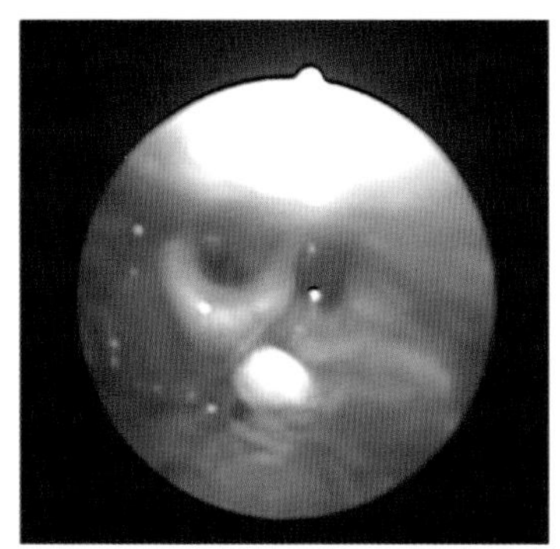

図3　**咽頭に停滞したOD錠**

が服薬困難となる可能性があることを念頭に置いておかなければならない.

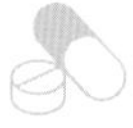

薬剤の粉砕投与の問題点

薬剤を粉砕投与することの問題点として，①効果の問題，②味の問題，③食道粘膜傷害が考えられる．また，薬剤を粉砕することにより，効果や副作用が増強したり減弱したりする可能性がある．徐放錠は，体内でゆっくりと溶け出すことで効果が長く続くように工夫された製剤である．徐放錠はその特徴から，1錠あたりに含まれる薬剤の成分量が普通錠に比べて多くなっている（例えば，1日3回1回1錠を服用する錠剤の場合，徐放錠にすると1日1回1錠で済むが，成分量は錠剤3錠分になる）．このように工夫された**徐放錠を粉砕してしまうと，血中濃度が急速に上昇し，効果が過剰あるいは急速に発現したり，副作**

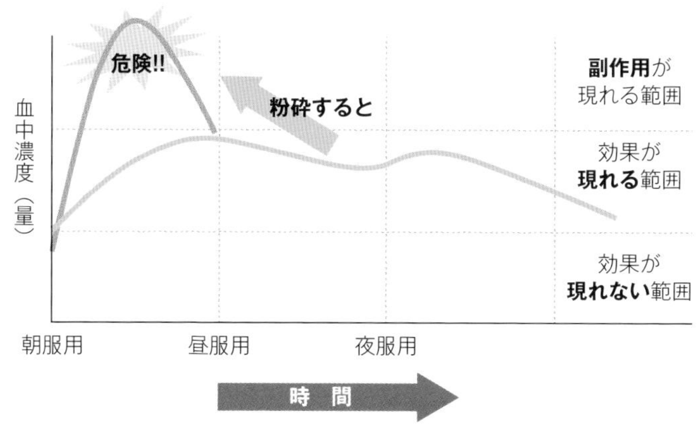

図4　**徐放錠を粉砕した場合の血中濃度のイメージ**

用を誘発しやすくなったりする可能性がある（図4）．逆に，胃酸で溶けないよう工夫された製剤の場合，**粉砕することで胃酸に触れてしまい，効果が減弱する場合もある**．他にも，苦味や不快な臭い，食道への刺激を抑えるためにコーティングされた製剤があり，これらを粉砕することで，味の悪化や食道粘膜の傷害などの問題が生じることがある．服薬しやすくするための工夫として錠剤を粉砕することにより，逆に服薬できなくなったり，粉砕した薬剤を食事に混ぜることで食事しなくなる原因にもなる．錠剤やカプセル剤にはその剤形でなければならない理由があるものも多いため，粉砕投与を考えるときには一度薬剤師に相談・確認すべきである．

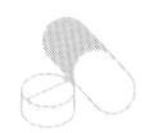

経管投与の問題点

嚥下障害患者で薬剤を飲むことが困難な場合，経管投与を考慮する．経管投与とは，胃や腸に栄養を送り込むチューブやカテーテルから薬剤を投与する方法である．具体的なルートとしては，鼻の穴から食道や胃にチューブを通す「経鼻胃管」や，手術により胃に穴をあける「胃ろう」，腸に穴をあける「腸ろう」などがある．経管投与患者への薬剤は，粉砕法か簡易懸濁法で投与される．従来から用いられている粉砕法は，錠剤を粉砕，あるいはカプセルを開封（脱カプセル）して水やお湯に懸濁して投与する方法である．一方，簡易懸濁法は錠剤やカプセルを粉砕・開封せず，そのまま温湯（約55℃）に入れ，崩壊懸濁させたあとに投与する方法となる．

粉砕法に関しては，薬剤にもよっては粉砕する際に用いる乳棒・乳鉢や分包機本体，分包紙などに薬剤が残る可能性がある．また，粉砕後に一包化された薬剤が光や湿度により安定性を損ない，成分の変化や含有量が低下する可能性もある．ほかにも粉砕されることで，薬剤の確認が難しい，薬剤の中止・変更が容易にできない，粉末状にする必要があるために調剤に時間がかかるなどの問題も生じる．一方，簡易懸濁法ではこのような問題点を改善できる．近年は簡易懸濁法を導入する施設が増加し，有益性を示した報告なども散見される．ただし，簡易懸濁法もすべての薬剤に適応できるわけではない．例えば，徐放性製剤を懸濁することで体内の薬物濃度の変化を来し，副作用のリスクが高まる可能性がある．また，胃で溶けないように工夫された製剤を懸濁し投与することで，胃酸に触れ効果が減弱する可能性もある．薬剤の経管投与に関してはさまざまな問題が存在するため，投与経路を変更する際には薬剤師に相談・確認すべきである．

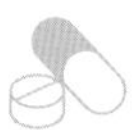

散剤や顆粒剤の問題点

散剤は「経口投与する粉末状の製剤」，顆粒剤は「経口投与する粒状に造粒した製剤」とそれぞれ定義される．散剤は，錠剤やカプセル剤に比べて消化管からの吸収が速く，症状や年齢に合わせた投与量の調節が可能などの利点がある．しかし，飛散性や付着性があり，服用しにくいと感じる人もいる．他にも苦味や臭いをマスキングしにくい，湿気に弱く安定性が悪いなどの問題がある．一方，顆粒剤は散剤に比べて粒子径を大きくし，一定の大きさの粒子にそろえた製剤となる．散剤の利点に加えて，粒子径が大きくコーティングなどの工夫を施されていることから，散剤に比べて飛散性や付着性が低く，流動性に優れて服用しやすい．また，直接の苦味や臭いを感じにくい．他にも徐放性や腸溶性にできる利点がある．

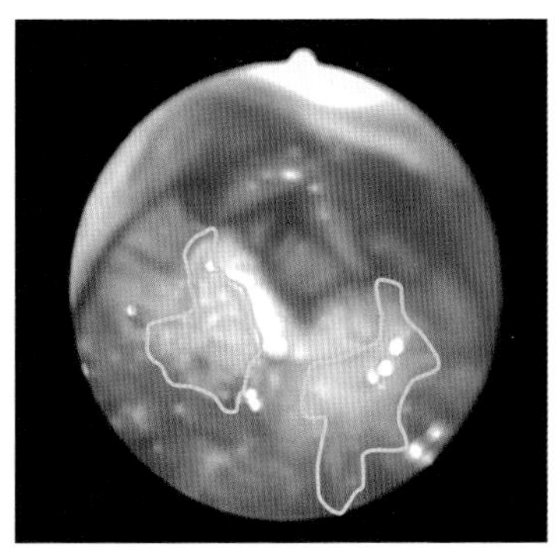

図５　咽頭に停滞した漢方薬

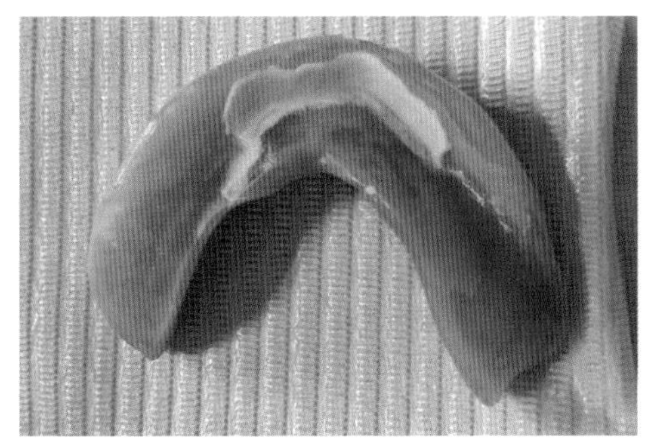

図６　義歯の内側に残った散剤
〔写真提供：伊東歯科口腔病院 廣瀬知二氏〕

一般に嚥下機能が低下した患者には散剤や顆粒剤が適していると思われがちだが，これはすべての患者に当てはまるわけではない．患者によっては，散剤や顆粒剤が口腔内で広がることで咽頭側に送ることが難しくなり，口腔内に残留して服用できないことがある．また，喉頭蓋付近に薬剤が付着することにより誤嚥のリスクを高めてしまうこともある（図5）．漢方薬や酸化マグネシウムといった比較的粒子の大きい顆粒剤は，義歯と口腔粘膜の隙間に挟まってしまい，粘膜を傷つけることもある（図6）．義歯装着中の患者は，適合状態を歯科医に相談し，必要に応じて調整してもらうとよい．どうしても対応できない場合には，より粒子径の小さい薬剤への剤形変更などを考慮する．

認知機能障害のある高齢者の場合，服薬管理のために薬剤を一包化することが多い．ただし，錠剤と散剤を一包化してしまうと，服用の際に錠剤に気づかずに咽頭などにつかえることがある．また錠剤と散剤では流動性が異なるため，同時に服用すると異なる速度で錠剤と散剤が咽頭まで到達することとなり，誤嚥リスクを高めてしまう可能性がある．そのため，錠剤と散剤は分けて分包する，別々に服用してもらうなどの対策も重要である．

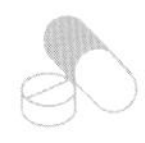

外用剤の問題点

外用剤は，経口剤および注射剤を除いた人体へ直接用いるすべての薬剤の総称である．一言で外用剤といっても，クリームや軟膏，液剤などの塗布剤，皮膚に直接貼る貼付剤，目・鼻・耳それぞれに用いる点眼剤・点鼻剤・点耳剤，肛門から用いる坐剤，吸い込んで用いる吸入剤などがある．外用剤は剤形が効果に影響するため，病態や患者の好みも考慮して選択する必要がある．例えば，軟膏はさまざまな病変で使用できるが，べたつく，洗い流しづらい，使用感が悪いなどの問題が生じる．クリームは使用感が高い一方で刺激性をもつことから，びらんや亀裂のある病変には適さないことがある．液剤は軟膏やクリームでは使用しにくい有毛部に使用しやすい．貼付剤は標的部位への直接効果や効果の持続化，副作用の軽減，投薬管理の簡便さなどの利点がある．一方，薬物の吸収が遅い，皮膚トラブル，貼付作業の複雑さ，はがし忘れによる過量投与などに注意が必要である．その他の剤形についてもさまざまな特徴があることから，患者の年齢，状態，好みなどを踏まえた外用剤を使用することが可能である．

例えば，患者の状態から考えると，嚥下障害によって薬剤を内服できない場合には，貼付剤や坐剤などの外用剤を用いた投与方法に変更するという選択肢もある．ただし，高齢者の場合は指の拘縮などにより，貼る動作に支障を来すため確認が必要である．また，認知機能障害などにより，使用途中で貼付剤をはがしてしまう可能性もある．特に，貼付後に掻痒感が生じやすい薬剤もあるため，貼付後の確認はアドヒアランス向上に重要である．坐剤や吸入剤に関しても自身で使用できるかどうかを評価し，使用できない場合には同居家族に使用方法を指導し，習得してもらう必要がある．

よりよい服薬支援を行うために

わが国は超高齢化社会をむかえ，嚥下機能障害を有する高齢患者は今後ますますの増加が予想される．その高齢患者の多くは服薬に対し何らかの問題を抱えている．また，その個人差は大きいことから服薬に関する問題点も多岐にわたり，解決することは容易ではない（表3）．本項では，服薬支援の一つとして主に剤形からの問題と対策について述べたが，どの方法が正しいとは一概に

表3　高齢者が抱える問題点

・退院後は家？　もしくは施設？
・家では1人暮らし？　家族と一緒？
・昼間は家族はいるか？
・デイサービスなどを利用するか？
・食事の準備は誰が？
・薬の管理は誰が？
・家族は介護に協力的か？

はいえない．**患者個人の嚥下機能，服薬環境，介護負担，薬剤の特徴と副作用を考慮したうえで，薬剤の服用方法や剤形を選択することが必要となる．**より良い服薬支援を行うために，多職種で情報を共有し，それぞれの視点から対策を考えることも重要である．

文　献

1）千坂洋巳：嚥下障害と服薬 嚥下したカプセルが胃に到達するまでの動態を中心に．Jpn J Rehabil Med, 46：442-445, 2009
2）佐川賢一・監：錠剤・カプセル剤粉砕ハンドブック第6版，じほう，2012
3）三浦宏子，他：錠剤の大きさが虚弱高齢者の服薬に与える影響；服薬模擬調査による検討．日本老年医学会雑誌，44：627-633, 2007
4）正木勝広：飲み込みやすい製剤；口腔内崩壊錠の開発．薬局，51：1403-1407, 2000
5）松里軒浩一，他：速崩壊錠に対する軽度 嚥下障害患者の評価．医療薬学，29：648-651, 2003
6）馬木良文，他：口腔内崩壊錠は摂食・嚥下障害患者にとって内服しやすい剤形か？臨床神経学，49：90-95, 2009

3 服薬困難な場合への対応

ESSENCE

- 高齢者に確実に服薬させるためには，口腔機能・嚥下機能・上肢機能や認知機能の低下など，個々の原因に合った服薬方法の提案が必要である．
- 入院や施設入所，職員の異動などによる介護者の変更時に服薬方法の申し送りが不十分なことが，服薬困難の原因となることがよくある．
- 処方薬の見直し，剤形変更のほか，とろみ付け，ゼリー剤やオブラートの利用，食事に混ぜる，簡易懸濁法の利用，お薬ボックスや服薬カレンダーによる薬剤の整理など，さまざまな工夫を知っておくと役立つ．
- 患者のそばでの服薬の様子の観察，患者や介護者との会話など「Go Bedside」の意識が重要である．

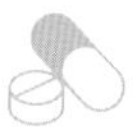

高齢者の服薬状況

高齢者は慢性疾患をいくつも抱えていることがあり，後期高齢者になると平均8つ以上の何らかの症状を訴えるといわれ（表1），その症状に対して投薬が行われることで多剤服用を来すといわれている[1]．以前，有料老人ホーム82名（平均年齢85±7.4歳），介護老人保健施設83名（平均年齢84.0±6.8歳），訪問診療にて医学管理中の在宅患者94名（平均年齢80.2±10.7歳）の計259名における服薬数を調査したところ，有料老人ホームで平均7.1±3.7種類，介護老人保健施設で平均4.5±2.9種類，在宅患者で平均6.5±3.7種類の薬剤を服薬していた．この調査対象者のなかで服薬していなかった方は7名のみだった．高齢者

表1　高齢者医療の特徴

- 主訴がいくつもある
- 主訴の表現もずばりといかない，うまく解釈する必要がある
- 不特定の訴えが多い
- 後期高齢者になると平均8つ以上の訴えがある

今までと違う所見があればそれが大切（いつもと話し方が違うなど，尿を漏らした，歩き方が遅くなった，食べなくなったなど）.
また，数%はがんを発症する．誤嚥性肺炎は高齢者肺炎の40～90%であり，誤嚥の原因は脳機能の低下が一因，肺炎の重症化は低栄養の問題となる.

高齢者には個人差も大きく，必ずしもこれに一致するとも限らない.

〔東京都介護職員スキルアップ研修カリキュラム検討委員会・監：医療ニーズを見逃さないケアを学ぶ：介護職員スキルアップ研修テキストより．東京都医師会，p38，2011より〕

が慢性疾患を抱えながらも安心して生活するためには薬剤が不可欠であるが，確実な服薬が求められる．しかしながら，高齢者はさまざまな理由によって服薬しにくい状況があり[2),3)]，薬剤を管理する介護者は服薬の責任を感じ，精神的に大きな負担が生じる[4)]．高齢者へ確実に服薬させるには，身体機能や生活環境を把握し，個々に合った服薬方法を提案しなくてはならない.

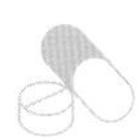

服薬困難の原因

1．身体機能の変化

(1) 口腔機能の低下

服薬とは「薬剤を経口にて服用すること」であるが，確実な服薬には口腔内の薬剤を咽頭へ送り込む必要がある．しかしながら，高齢者は加齢や疾患により身体機能が低下すると同時に口腔機能も低下する．例えば，脳卒中の影響で口唇がうまく閉じられなかったり，認知症の症状から舌をうまく使えなかったりする．このような口腔機能の低下は，口腔内の食物を咽頭へ運ぶ巧緻性の低下にもつながり，口腔内に薬剤が残留しやすくなる.

(2) 嚥下機能の低下

嚥下機能低下の要因として，脳卒中，認知症，パーキンソン病関連疾患，神経筋疾患などがある．嚥下機能の低下は，薬剤の咽頭残留や服薬時の誤嚥につ

ながる可能性があり，十分な注意が必要である．近年，薬剤の影響による嚥下機能の低下についていわれているが，これらは他項に解説を譲る．

(3) 上肢機能の低下

要介護の高齢者の場合，脳卒中の後遺症や関節リウマチといった上肢の機能低下により，服薬しにくくなることがある．また，手指の巧緻性の低下により，PTPシートや一包化の薬袋から薬剤を取り出せないことから，面倒になって服薬しなくなるケースもある．

2. 認知機能の低下

軽度の認知症や認知症の初期では，服薬した，服薬していないなどの思い込みによる服薬過誤で薬剤用量の過不足が生じることがある．認知症が進行すると服薬行為の意味がわからなくなってしまい，服薬拒否する患者も散見される．

3. 生活環境の変化

入院や施設入所などによる生活の場の変化や，職員の異動によって身近な介護者が交替するなど，高齢者の生活環境が変化することがある．介護者が交替した際にこれまでの服薬の工夫がうまく申し送られず，高齢者に対しどのように服薬させるかわからない状態で介助を行うと服薬拒否につながることがある．これは高齢者自身よりも介護者側の課題であるが，高齢者の服薬困難の原因としてよく問題となる[5)]．

服薬困難への対応——確実な服薬方法

服薬困難を改善する確実な方法は存在しない．服薬困難の原因に合わせたさまざまな工夫により対応する．そのためには，できるだけ多くの方法を知っておくと役に立つ．

1. 処方薬の見直し

多剤併用例や認知機能の低下が認められる場合，薬剤の整理を行うことで対処できることがある．服用薬剤数が多いと，口腔および咽頭残留，誤嚥などトラブルの可能性も高くなる．多剤服用は副作用だけではなく，服薬アドヒアランスの低下を招くことから，**できるだけ薬剤数を少なくすることが望ましい．**そのため服薬状況を確認し，必要な薬剤だけ処方するよう処方医と相談することも必要である．また，食事による疲労感や服薬拒否などにより，服薬が困難になることもある．この場合，すべての薬剤を服用させるのは介護者の負担が大きい．あらかじめ**介護者に「必ず服用する薬剤」，「服用困難であれば服用しなくてもよい薬剤」を説明しておくと，いざ服薬拒否がみられたときに必ず必要な薬剤のみでも飲んでもらうことに注力できるなど対応がしやすくなる．**

2．剤形の変更

口腔および嚥下機能の低下には個人差があるため，患者に合った剤形選択が必要となる．患者自身や介護者から服薬状況について話を聞くこと，口腔内を見て薬剤が口腔残留していないか確認するなど，患者にどの剤形が適しているかを判断する．また，嚥下機能が低下している患者の場合，貼付剤は服薬させずに済むため，患者や介護者にとって負担軽減となる．口腔機能および嚥下機能の低下とそれに関連する症状を適切に把握して，剤形を使い分けることが重要である．

3．服薬方法の変更

(1) とろみを付ける

嚥下機能が低下した高齢者は，特に水分を誤嚥しやすくなっており，服薬時の誤嚥を嫌って水分量を減らしていることがある．服薬時の飲水でムセるときには水にとろみを付与するのも方法の一つである．とろみ剤の濃度（w/w）の目安は，唾液嚥下ができていれば唾液程度（とろみ剤濃度1％程度），唾液嚥下でムセる場合は唾液よりも濃度を高く（とろみ剤濃度1.5～2.0％程度）し，誤嚥の状況を確認しながらとろみ剤の濃度を調整する（図1）．**一部の薬剤はとろみ付きの水で服用した場合に薬剤の吸収が悪くなることが報告されている**[6)－8)]．とろみ付き水で服薬しはじめて薬効が低下した場合には，薬剤を砕いてから服

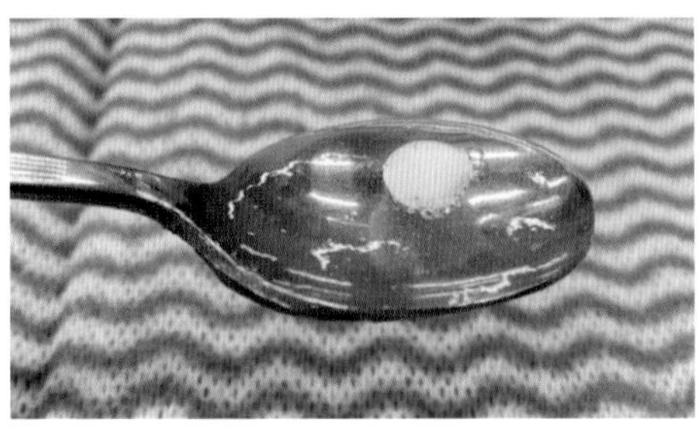

錠剤がとろみ水分の中に埋まるよう，スプーンにとろみ水分を少量入れてからその上に錠剤をのせ，さらにとろみ水分を足すとうまく包める．

図1　**とろみ水分で包んだ錠剤**

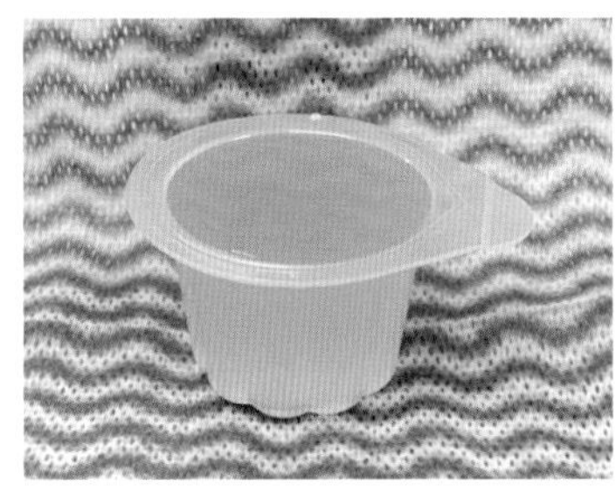

市販されているプチゼリー

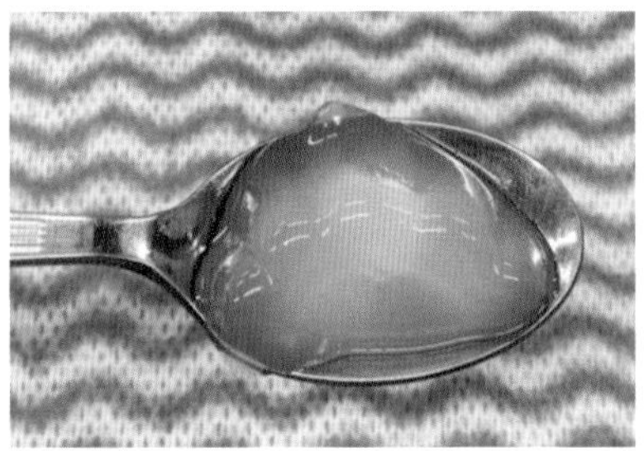

スプーンで一口分をすくい，錠剤を包む

図2　**プチゼリーとプチゼリーに包んだ錠剤**

薬する，オブラートで服薬するなど，他の服薬方法を検討する．

(2) ゼリー剤の利用

ゼリー剤は市販されている服薬ゼリーを利用してもよいが，菓子のプチゼリーを勧めている（図2）．市販されている服薬ゼリーと比べて容量が小さいため，服薬に適したサイズといえる．

(3) オブラートの利用

苦味のある薬剤や散剤は，そのまま服用すると味が口に広がって飲みにくいことがある．このようなときはオブラートで薬剤を包み，水につけて水まんじゅうのようにしてから服薬すると飲みやすい（図3）．ただし，認知機能が低下した患者の場合，「丸飲みする」という説明が理解できずに，口腔内でオ

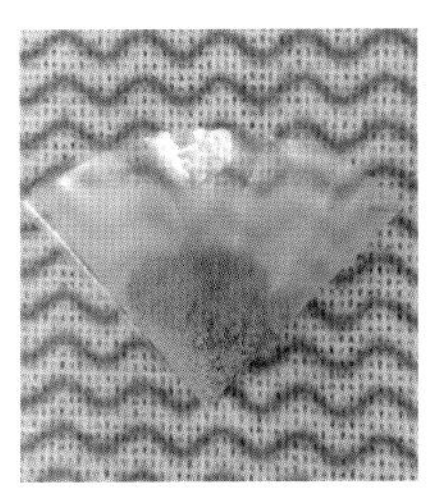
オブラートに薬剤をくるむ

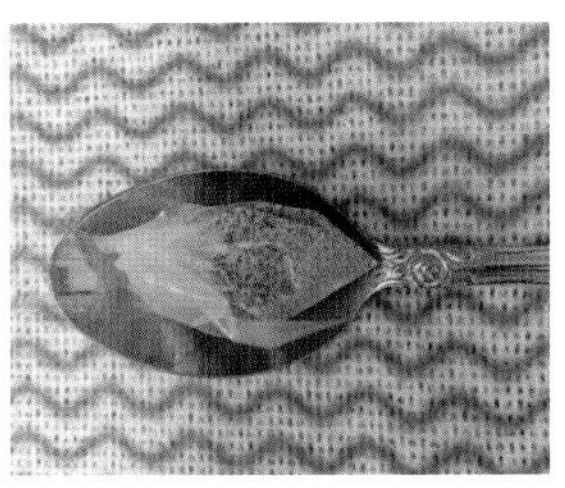
スプーンにのせる

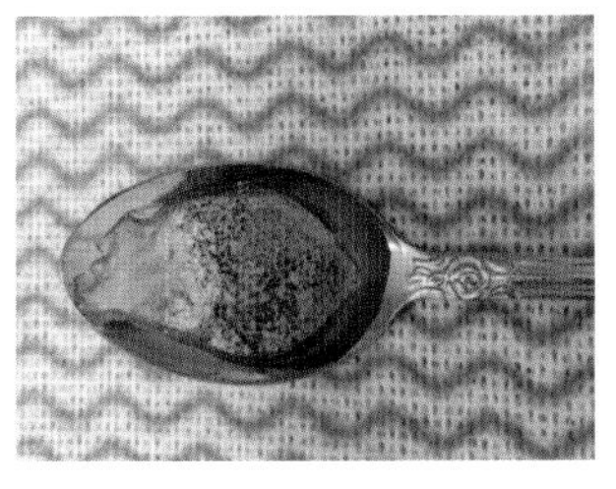
水を少量つけてオブラートとなじませる

図3　**オブラートに包む服薬方法**

ブラートを破いてしまう可能性がある．そのため，服薬場面を観察したうえで判断するようにしたい．また，オブラートに包んで服薬すると効果が弱まる薬剤もあるため[9)]，使用する前は薬剤師に相談・確認するとよい．

（4）食事に混ぜる

薬剤は食後服用するものが多いが，高齢者は食行動自体で疲れてしまい，食事の摂取すら困難になることがある．介護者は食後服用との指示があれば，食事後の服薬を遵守しようとするが，食事摂取すら難しくなった高齢者に対して食後に服薬させるのは困難を極める．そのような場合，食事中に服薬可能な薬剤を介護者に伝え，薬剤を食事に混ぜて服用させるのも方法の一つである．ただし，**薬剤が混ざると食事の味が変わるため，食事拒否につながらないように注意が必要である**．

（5）簡易懸濁法の利用

簡易懸濁法はお湯に薬剤を溶かして経管にて服薬する方法であり，主に経管栄養を利用中の患者に用いられる．薬剤を懸濁させてとろみをつけたり，味を付けたりして経口で服薬する方法を介護者に助言してもよい．ただし，懸濁できない薬剤もあるため，適用前には薬剤師に確認すべきである．簡易懸濁法の具体的な方法はここでは割愛するが，成書を参照されたい．

（6）服用時間，曜日，日にちで薬剤を分別する

慢性疾患を抱えている高齢者は長期にわたって服薬しなくてはならない．2週間または1カ月単位で手渡される薬剤を，服薬のたびに薬袋から出している

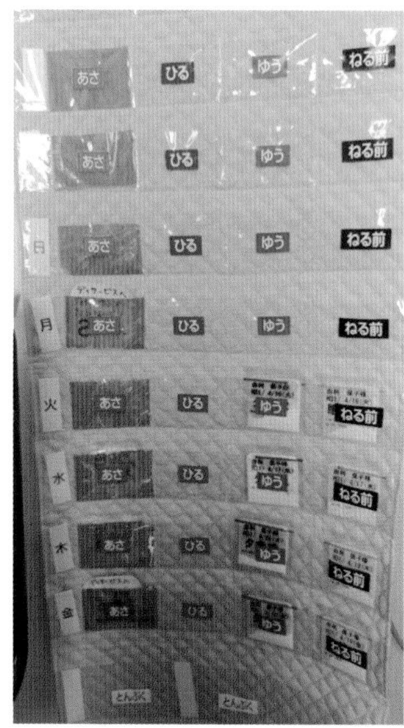

服薬する薬剤が服薬する時間ごとに入っており，間違いにくい工夫がされている．

図4　**服薬カレンダー**

と，どの薬を服用するか，いつ服用すればいいかわからなくなることもある．このようなことを防ぐため，時間，曜日，日にちごとに薬をあらかじめ分けておくとよい．分別方法は，包装シートに直接日付を記載する，お薬ボックスや服薬カレンダー（図4）を利用するといった方法がある．

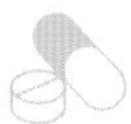

Go Bedside

服薬は確実に行うことによって薬剤の効果を得ることができるが，服薬が困難になったときは，その理由をしっかりと見極めなければならない．そのためには「Go Bedside」の意識が重要である．カルテや処方内容，添付文書などを眺めているだけでは何もみえてこない．患者のそばに行って服薬の様子を観察し，患者や介護者と話をすることで，さまざまな改善策や思いがけない発見，臨床的なひらめきが得られることもある．

文 献

1）東京都介護職員スキルアップ研修カリキュラム検討委員会・監：医療ニーズを見逃さないケアを学ぶ：介護職員スキルアップ研修テキストより．東京都医師会，p38, 2011
2）Fitten LJ, et al : Assessment of capacity to comply with medication regimens in older patients. J Am Geriatr Soc, 43 : 361-367, 1995
3）塩見利明，他：服薬能力判定試験（J-RACT）の作成．臨床薬理，27, 1997
4）秋下雅弘：高齢者の服薬管理．日本老年医学会雑誌，47 : 134-136, 2010
5）MacLaughlin E, et al : Assessing Medication Adherence in the Elderly. Drugs Aging, 22 : 231-255, 2006
6）Watanabe S, et al : Interaction of Drugs with Dietary Fiber -Adsorption of Drugs onto Dietary Fiber in Study-. Jpn J Pharm Health Care Sci, 32 : 221-226, 2006
7）Sato H, et al : Investigation of Binding of Drugs with Natural Polymer Suppleme. Jpn J Pharm Health Care Sci, 31 : 744-748, 2005
8）Morita T, et al : Effect of Food Thickener and Deglutition Aid Jelly on Pharmacokinetics of Drugs. Jpn J Pharm Health Care Sci, 37 : 13-19, 2011
9）Hayase N, et al : Dissolution behaviors of tablet and capsule covered with oblate or agar jelly for taking medicine easily. Yakugaku zasshi, 131 : 161-168, 2011

4 高齢者の薬物動態

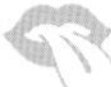
ESSENCE

- 高齢者は加齢による変化に伴い，生理機能が変化して薬物動態（薬物の血液や組織中の濃度の変化）や薬力学（薬物の作用する反応性）が変化する．一方で，高齢者の生理学的機能の変化は個人差が大きい．
- 薬物動態は薬物の吸収，分布，代謝，排泄の4つで構成されている．
- 高齢者では薬物血中濃度の上昇および体内からの消失の遅延が起こりやすいため，薬物動態を考慮し投与量の減量や投与間隔の延長に注意を払う．
- 高齢者に使用する頻度が高い薬剤の注意すべき有害事象としてNSAIDs（腎機能低下，消化器症状），抗凝固薬（出血），高血圧治療薬（低血圧，転倒），抗コリン薬（認知機能低下，せん妄，便秘，排尿障害，口腔乾燥症），糖尿病治療薬（低血糖），抗精神病薬（興奮，せん妄，錐体外路症状），催眠鎮静薬・抗不安薬（認知機能障害，運動機能低下，依存症）がある．

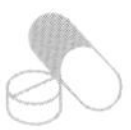

高齢者の生理機能

高齢者は加齢に伴い生理的予備力が低下している．加えて，急性および慢性疾患に罹患するとさらに生理機能が低下するおそれがあるため，薬物動態や薬力学の変化に注意が必要である．薬物動態や薬力学の変化が薬剤の効果や有害作用に影響を及ぼすため，**新しい薬剤を開始する際は，薬物動態や薬力学を考慮することが重要である**．また，**非薬物療法の検討や薬剤の種類・投与量を必要最小限に抑えることも大切である**．本項では高齢者における薬物動態について解説する．

本書のテーマである「嚥下障害」は，睡眠薬，抗不安薬，特に抗精神病薬〔リスペリドン（リスパダール®），ハロペリドール（セレネース®）など〕が原因となることが報告されている[1)−3)]．不穏やせん妄などで抗精神病薬を使用する際には，嚥下機能を確認しながら，本項で取りあげる高齢者の薬物動態・薬力学を考慮し，低用量から短期間の使用が望ましい．

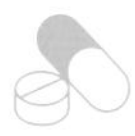

高齢化による生理学的変化

高齢者は加齢に伴う臓器機能の低下やさまざまな合併症を有する場合があり，薬物動態や薬力学が変化している．そのため，高齢者は若年者と比較して薬物血中濃度の上昇および曝露量の増加が認められる場合が少なくない．**薬物の多くは，体内における曝露量が効果および有害事象と関連しており，高齢者では治療効果が強くなったり，通常用量でも有害事象が発現しやすい状態にある**．高齢者の薬物療法を考えるときには，生理機能と薬物動態の関係を理解して把握しておく必要がある．

加齢による代表的な生理学的変化と薬物動態への影響としては，消化管機能低下による薬物の吸収低下，体内水分量減少による水溶性薬物の血中濃度の上昇，体脂肪増加による脂溶性薬物の脂肪組織への蓄積，血中アルブミン濃度低下による一時的な薬物血中濃度の上昇，肝機能低下による肝代謝型薬物の血中濃度上昇，腎機能低下による腎排泄型薬物の血中濃度上昇などがある（表1）[4)]．このなかで，若年者と比べて最も変動する生理機能は腎機能の低下である．

薬剤の標準投与量は，腎臓や肝臓の機能が正常な健常者を対象とした臨床試験において決定されている．そのため，実際に高齢者に薬剤を投与する際には高齢者の生理学的変化を考慮した投与量を慎重に決定しなければならない．さらに，**高齢者の生理学的機能の変化は個人間のばらつきが大きいため，薬剤を安全に使用するためには患者ごとの対応も必要となる**．

表1　高齢者の薬物動態に影響を及ぼす生理的因子の変動

生理的因子	変化率
胃腸管血流量	20～30%減少
胃酸分泌	pH1～3増加
胃内容排出速度	0～10%減少
腸管運動	10～20%減少
心拍出量	30～40%減少
体内水分量	10～15%減少
体脂肪	20～40%増加
肝代謝酵素活性	0～15%減少
肝血流量	30～50%減少
腎血流量	40～50%減少
糸球体濾過量	20～30%減少
尿細管分泌能	30%減少

高齢者65歳以上を若年者20～30歳と比較

〔加藤隆一・著：臨床薬物動態学；臨床薬理学・薬物療法の基礎として 改訂第4版, 南江堂, 2009より〕

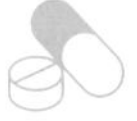

高齢者の薬物動態

薬物動態は薬物の吸収，分布，代謝，排泄の4つで構成されている．

まずは，薬物動態を理解するうえで，「血中濃度時間曲線下面積」と「血中消失半減期」の2つの用語を解説する．

(1) 血中濃度時間曲線下面積（AUC）

血中濃度時間曲線下面積（area under the blood concentration-time curve；AUC）は，薬物がどのくらいの血中濃度でどの程度の時間，体内を循環したかを表し，体内に取り込まれた薬物への曝露量を示す指標である（図1）．

(2) 血中消失半減期（$t_{1/2}$）

薬物が特定の血中濃度からその半分（1/2）になるまでの時間を血中消失半減期（$t_{1/2}$）という．$t_{1/2}$は，薬物が代謝や排泄を受けて，体内から消失する時間を知るうえで重要であり，投与間隔や薬剤の作用がなくなる時間を推定する

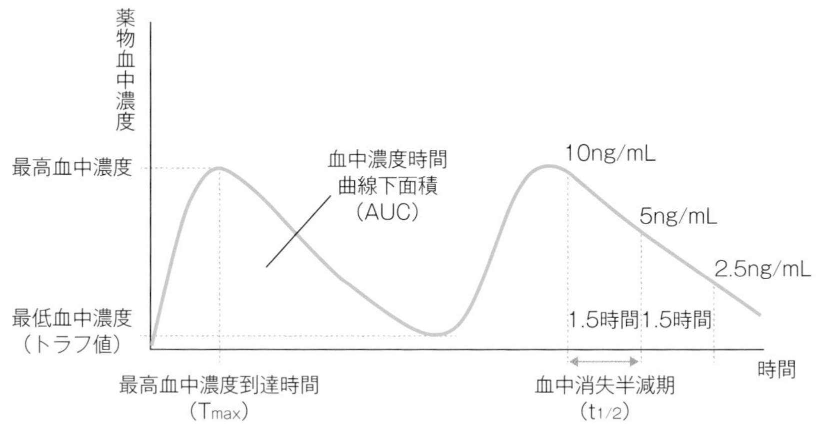

図1　**薬物血中濃度の推移（AUC，$t_{1/2}$）**

ことができる．$t_{1/2}$が1.5時間の薬物であれば，血中濃度は1.5時間で1/2に，3時間で1/4となる（図1）．また，$t_{1/2}$の4～5倍の時間が経過すれば，血中濃度は1/16～1/32になり，体内から薬物がほとんど消失されたこととなる．

1. 吸　収

消化管機能は加齢により低下（胃酸分泌の低下による胃内pHの上昇，消化管運動の減弱による胃内容排出速度の低下など）し，薬物の最高血中濃度への到達時間が延長する場合がある．しかしながら，AUCの変化は少ないといわれており，**加齢による吸収への影響は臨床的に少ない**と考えられる．一方で，食事摂取不良により軽度の絶食状態に陥っている高齢者では，一部の薬剤で吸収の低下や増加を来すおそれがある（表2）．また，外用剤においては加齢に伴い経皮吸収が低下する可能性がある．

2. 分　布

吸収された薬物は血液を介して組織へと広がり分布する．高齢者は体脂肪が増加し，体内総水分量が減少する．そのため，ベンゾジアゼピン系薬剤などの脂溶性薬物が脂肪組織に蓄積しやすく，全身の脂肪組織に脂溶性薬物が広がる

表2　食事摂取不良により，吸収の低下や増加を来すおそれがある薬物の例

吸収低下	吸収増加
イコサペント酸（エパデール®）	バロキサビル マルボキシル（ゾフルーザ®）
ビタミンK製剤	スボレキサント（ベルソムラ®）
イトラコナゾール（イトリゾール®）	アリスキレン（ラジレス®）
アトバコン（サムチレール®）	トリフルリジン・チピラシル（ロンサーフ®）
アピキサバン（エリキュース®）	プレガバリン（リリカ®）
クアゼパム（ドラール®）	フェブキソスタット（フェブリク®）
テガフール・ギメラシル・オテラシル（ティーエスワン®）	エスゾピクロン（ルネスタ®）
レゴラフェニブ（スチバーガ®）	
イブルチニブ（イムブルビカ®）	

表3　水溶性薬物，脂溶性薬物，肝代謝型薬物，腎排泄型薬物の例

脂溶性	ジアゼパム（セルシン®，ホリゾン®），アセトアミノフェン（カロナール®），チオペンタール（ラボナール®），リドカイン（キシロカイン®）など
水溶性	ゲンタマイシン（ゲンタシン®），ジゴキシン（ジゴシン®），シメチジン（タガメット®），フェニトイン（アレビアチン®，ヒダントール®），テオフィリン（テオドール®，テオロング®），モルヒネ製剤など
肝代謝型	ジアゼパム（セルシン®，ホリゾン®），ジフェンヒドラミン（レスタミン®，ベナパスタ®），イブプロフェン（ブルフェン®），イミプラミン（トフラニール®，イミドール®），フェニトイン（アレビアチン®，ヒダントール®），テオフィリン（テオドール®，テオロング®），ワルファリン（ワーファリン®）など
腎排泄型	レボフロキサシン（クラビット®），バンコマイシン，アミノグリコシド系抗菌薬，アシクロビル（ゾビラックス®，アストリック®），ファモチジン（ガスター®），シタグリプチリン（ジャヌビア®，グラクティブ®），シベンゾリン（シベノール®），ダビガトラン（プラザキサ®），リバーロキサバン（イグザレルト®），リチウム（リーマス®）など

ため，分布する容積が増加し，**脂溶性薬物の$t_{1/2}$が延長する**．一方，筋肉や体内の水分量が減少し，水溶性薬物の分布する容積は減少し，**水溶性薬物の最高血中濃度が上昇する**（代表的な脂溶性薬物と水溶性薬物は表3を参照）．

薬物はアルブミンと結合していない遊離型薬物のみが作用をもっている．そのため，**血清アルブミン値の急激な減少が遊離型薬物の血清中濃度を上昇させ，薬剤の効果を増強させる**ことがある．

3. 代　謝

高齢者は薬物の代謝酵素の活性低下や肝臓の血流量減少によって，薬物の代謝能が低下し，$t_{1/2}$が延長する．高齢者では，若年者よりも体内を循環している薬物濃度が高い可能性があるため，肝臓における代謝（肝代謝）の割合が高い薬剤を用いる場合は，若年者と同じ投与量だと過剰投与になりかねない．そのため，高齢者では投与量の減量が必要となることもある．しかし，薬物に対する肝代謝能は年齢だけでなく，遺伝的な要因などの個人差も大きいといわれている．**高齢者において肝代謝の薬剤を投与するときは，薬剤による影響を注意深く観察し，個別に投与量の調節などの対応を行うことが重要である．**

4. 排　泄

腎臓の血流量低下によって，糸球体濾過量や尿細管分泌の減少を引き起こして腎機能が低下するため，薬物の排泄が遅延し$t_{1/2}$が延長する．すなわち，**思いのほか長時間にわたって効果（副作用も含めて）が持続する**ということである．

腎排泄型の薬物の場合には，糸球体濾過量の低下に合わせた投与量に減量する必要がある．血清クレアチニン値が腎機能の指標（高値であれば異常＝腎機能低下）として用いられるが，高齢者では筋肉量の減少に伴いその老廃物であるクレアチニン産生量が減少する．そのため，血清クレアチニン値だけみていると腎機能低下を見落としてしまう．

薬剤の用量変更を行う際の指標としては，クレアチニンクリアランス（Ccr）を算出するのが理想であるが，そのためには尿を貯めて計測しなければならないなど測定が煩雑である．そのため，臨床ではCockcroft-Gault（コッククロフト・ゴールト）式を用いて推算されるCcrの値や，最近よく検査項目にあげられる推算糸球体濾過量（eGFR）の値を指標にするのも一法である[5)]．

Cockcroft-Gault式

男性　Ccr（mL/分）＝（140－年齢）×体重 /（72×血清クレアチニン値）

女性　Ccr（mL/分）＝男性Ccr×0.85

腎機能低下患者における腎排泄型薬剤の投与時の対応は，①1回投与量の減量のみ，②服用回数のみを減らす，または③減量して服用回数を減らす方法がある．患者が脱水状態や急性腎障害などの場合には腎機能が変動するため，薬剤の維持量を調整する必要がある．

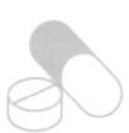

高齢者の薬力学的変化

薬力学は，薬物の作用部位（受容体）における薬物濃度と有効性および安全性との関係を評価し，薬物の反応性を表したものである．薬力学の変化とは，薬物の血中濃度や組織中濃度が同じでも，加齢に伴い特定の薬剤に対する感受性（効果）の低下や亢進がみられることである．また，その個人差については，加齢以外に受容体やチャネル機能なども薬力学の変化に影響を及ぼすが，メカニズムがまだ十分にわかっていない点もある．

加齢による薬力学的変化の例としては，β受容体刺激薬の感受性低下，ベンゾジアゼピン系薬剤などの中枢神経抑制薬や抗コリン薬の感受性亢進がある．薬物動態を考慮して，高齢者に少量から薬剤を開始したとしても，薬力学的変化として感受性が亢進している場合もあるため，薬剤の追加には慎重になり，追加した際には患者の様子を注意深く観察する必要がある．

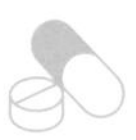

薬物相互作用

高齢者は多疾患併存（multi-morbidity）のために多くの薬剤を併用していることが多く，薬効の増強・減弱や有害事象発現が上昇するような薬物相互作用の影響を受けやすい．さらに，栄養補助食品なども使用している場合もあり注意が必要である．薬物相互作用は，メカニズムの違いから薬物動態学的相互作用と薬力学的相互作用の2つに大きく分けられる．薬物動態学的相互作用は吸収，分布，代謝，排泄のそれぞれの過程で起こり，薬物血中濃度の変化を伴う．一方，薬力学的相互作用は薬物血中濃度が変わらず，作用部位の反応性を変化させたり，作用部位が異なるものの薬効が同様であると効果が増強する場合や打ち消し合って減弱する場合がある．使用薬剤の薬理作用を十分に知っていれば，薬力学的相互作用を予測して対応することが可能である．

高齢者における薬物相互作用は，若年者とほとんど変わらない．ただし，高齢者は多剤併用（ポリファーマシー）となっていることが多いため，複数の予想困難な代謝酵素の阻害などによる薬物動態学的相互作用のリスクが高い．ポリファーマシー時の薬剤相互作用は予測困難な部分も多いため，投与後の臨床所見の変化に注意して，有害事象が疑われた場合には即座に対応できるよう心がけなければならない．

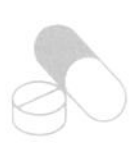

高齢者の投与量調整のポイント

薬剤の必要量には個人差があるものの一般的に，高齢者においては最低用量または成人の通常用量の1/2〜1/3程度の量から開始をするのがよい[6)]．高齢者では肝機能や腎機能の低下に伴う薬物の代謝能や排泄能の低下に応じて減量することで，肝機能や腎機能が正常な場合とほぼ同じAUCを維持することが可能である．用量を増量する際には有害作用を評価し，薬物血中濃度モニタリングの対象薬剤であれば，薬物血中濃度の測定を行いながら投与量を調節していくことが重要である．もちろん検査結果だけでなく，臨床所見も大事にして，「投薬すれば終わり」ではなく，常に有害事象に注意して経過をみていく必要がある．

文　献

1) Rudolph JL, et al : Antipsychotics and oropharyngeal dysphagia in hospitalized older patients. J Clin Psychopharmacol, 28 : 532-535, 2008
2) Stewart JT : Dysphagia associated with risperidone therapy. Dysphagia 18 : 274-275, 2009
3) 野崎園子 : 薬剤と嚥下障害．日本静脈経腸栄養学会雑誌，31 : 699-704, 2016
4) 加藤隆一・著 : 臨床薬物動態学；臨床薬理学・薬物療法の基礎として 改訂第 4 版 , 南江堂 , 2009
5) 日本腎臓学会：エビデンスに基づく CKD 診療ガイドライン 2018，東京医学社，2018
6) 厚生労働省 : 高齢者の医薬品適正使用の指針 , 2018 年 5 月

第3章

薬剤が嚥下に与える影響

1 食欲を改善・低下させる薬剤

ESSENCE

- 「食べない」という症状は家族や介護者を最も悩ませる症状の一つであるが，その改善の一助となるのが薬剤からのアプローチである．
- 「高齢者の安全な薬物療法ガイドライン2015」には「食欲」に関する記載が少ない．
- 食欲を改善する薬剤としては，漢方薬，シプロヘプタジン，レボドパ含有製剤，コリンエステラーゼ阻害薬などがあげられる．
- 食欲を低下させる薬剤としては，ジギタリス製剤，テオフィリン，メマンチン，プレガバリン，睡眠薬などがあげられる．
- 薬剤で改善できる食欲低下や薬剤に起因する食欲低下は，これまで考えられていたより多い．

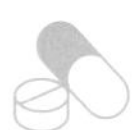

介護負担の大きい「食べない」という症状

嚥下障害といえばどうしても「誤嚥・肺炎」にスポットが当たるが，高齢者の医療・介護の現場で問題となるのが「食べない」という症状である．感染症や腸閉塞などの医学的な原因が明らかになっている場合や患者本人の訴えがある場合は比較的対処しやすいが，難しいのは客観的な所見に乏しく，認知機能の低下など意思疎通が困難な状態で「食べない」症状があるときである．

「食べない」という症状は，在宅や施設では家族や介護者を最も消耗させる悩みとなる．現場では少しでも食べてもらおうと，食事環境を変えたり，嗜好に合わせた食事を提供したり，あるときは食事を無理矢理口に入れたりして何とかしようと日々奮闘している．

一方，病院では「食べないと退院できない」という判断をされることが多く，入院期間の遷延化や経管栄養の長期化，胃ろう造設という流れになることもある．確かに胃ろうをはじめとする経管栄養は栄養確保という点では解決策になるが，意思疎通が難しい場合や終末期に近いような場合の経管栄養は慎重にならざるをえない．「食べない」という症状に対しては，手詰まり感があるというのが現場の印象ではないだろうか．

そのような臨床局面での一助となるのが薬剤からのアプローチである．薬剤のなかには「食欲を改善する」ものと「食欲を低下させる」ものがあり，それらを駆使して少しでも経口摂取の改善・継続を図るというのが狙いである．もちろん薬剤の投与・中止によって劇的に改善することは多くはないかもしれない．しかし**家族や介護者にとって，「できる限りの手は尽くした」という達成感は必要であり，薬剤の効果がたとえ一時的なものであっても非常に大きな意味をもつ．**

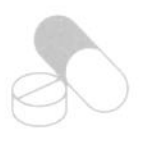

食欲からみた「開始を考慮するべき薬剤」

食欲を改善する薬剤としてはエビデンスがあるものは多くはなく，厳密な意味では保険適用ではないものもあるため，投与をためらうかもしれないが，ときに期待以上の効果が得られることもある．十分に患者や家族に説明したうえで投与を考慮したい．

1. 漢方薬（表1）

六君子湯（りっくんしとう）は胃食道逆流に効果があることもあり，上部消化管症状に対して比較的広く用いられている漢方であるが，食欲増進に効果があることも知られて

表1　食思不振に適応がある漢方薬

安中散	黄連湯	啓脾湯
柴苓湯	四君子湯	十全大補湯
小柴胡湯	清暑益気湯	大柴胡湯
大柴胡湯去大黄	人参養栄湯	半夏瀉心湯
平胃散	補中益気湯	六君子湯

いる．もともとはがんや小児患者に対しての報告が多かったが，高齢者においても有効である．六君子湯は作用機序に関する研究が最も進んでいる漢方薬の一つであり，食欲増進には胃から分泌されるホルモンであるグレリンが関わっている．食事摂取制限後や運動後，睡眠不足の際に食欲が増進するが，それに関わっているのがグレリンであり，強力な食欲増進作用を示す．**六君子湯はグレリンの分泌亢進だけでなく，グレリンに対する感受性増強が関与する**ことが明らかとなっている[1)]．

補中益気湯（ほちゅうえっきとう）は「高齢者の安全な薬物療法ガイドライン2015」[2)]にも開始を考慮すべき薬物として記載されており，繰り返し発熱して感染症が疑われ，背景に栄養不良，免疫力低下があることが想定される場合に用いることが推奨されている．ただし漢方薬全般にいえるが報告されているエビデンスの質は低い．しかし臨床的な有用性は十分に認められているため，ガイドラインに収載されたという経緯がある．

その他，環境の変化などのストレスにより食事が進まなくなった場合には加味帰脾湯（かみきひとう），がんなどの周術期の食欲低下には十全大補湯（じゅうぜんたいほとう），疾患などで体力が低下している場合には人参養栄湯（にんじんようえいとう）などが用いられ，食欲改善に効果があることがある．腹部症状が目立つときは半夏瀉心湯（はんげしゃしんとう）を考慮してもよい．

漢方薬は，西洋薬のようにシャープに効かない印象があるかもしれないが，食欲改善に関しては西洋薬よりも頼りになる治療オプションである．食欲低下に対峙するときには，ぜひその使い方を身につけておきたい．

臨床エピソード① 六君子湯の再開で食事摂取量が改善

86歳　女性　アルツハイマー型認知症　日常生活自立度：B-1

尿路感染症で入院加療し施設に退院してきたが，退院後に食事摂取量が減少し，体重も1カ月で3kg減ったとのことであった．入院前後での投薬内容を見比べたところ，入院時に六君子湯（りっくんしとう）（7.5g分3）が中止され，そのままとなっていた．入院前と同じ投薬内容に戻したところ，食事摂取量は改善した．

2. シプロヘプタジン（ペリアクチン®）

2000年ごろまでは，効能として「食欲増進効果」と記載されていた薬剤である．現在，その効果は否定され効能・効果からは外されているものの，臨床的には食欲低下を改善する効果が期待できる．作用機序としては，セロトニン（5-HT_{2C}）受容体遮断作用とヒスタミンH_1受容体遮断作用による，摂食を中止する信号の遮断やグレリンの分泌促進が考えられている．シプロヘプタジン以外の第一世代抗アレルギー薬も同様の作用をもつため，食欲増進につながる可能性はある．

ただし，シプロヘプタジンをはじめとする第一世代抗アレルギー薬は，抗ヒスタミン作用のために傾眠，口腔乾燥症を来しやすい．また，**抗コリン作用も有するため，高齢者では認知機能低下に注意**しなければならない．そのため小児では比較的用いやすいが[3)]，高齢者の食欲低下に対しては使いにくい薬剤である．

3. レボドパ含有製剤（表2）

アルツハイマー病の終末期にパーキンソニズムを呈するため[4)]に食事が進まないことがある．また，アルツハイマー病やパーキンソン病といったはっきりとした疾患・症状がなくても，著しく活動性が低下し食事が進まないこともある．そういう状態のときに「**少し元気になって食が進む**」**効果を期待して投与される**のがレボドパ含有製剤である．投与量は少量（レボドパ量で1日100〜300mg）でよく，同じ効果を期待してアマンタジン（シンメトレル®）が処方されることもある．これらの薬剤はドパミン系を補う，産生を促進することで

表2 **レボドパ含有製剤**

- レボドパ・カルビドパ
（ネオドパストン®，メネシット®，デュオドーパ®）
- レボドパ・カルビドパ・エンタカポン
（スタレボ®）
- レボドパ・ベンセラジド
（マドパー®，イーシー・ドパール®，ネオドパゾール®）

レボドパ単剤は中枢移行が悪いため臨床での使用頻度は著しく低い

嚥下反射や咳嗽反射の改善も期待できる．

副作用としては，特に**服薬開始時に嘔気や食欲低下といった消化管症状が出ることがあり**，まれではあるが幻視や幻覚がみられることもある．食欲改善を期待して処方し，これら副作用が出現するようでは本末転倒である．前述の漢方薬と比べると，副作用に注意しつつ慎重に投与する必要がある．

臨床エピソード② **レボドパ含有製剤と六君子湯で経口摂取量が増加**

87歳　女性　認知症（原因疾患不明），脳梗塞　日常生活自立度：C-2

徐々に意思疎通が難しくなり食事摂取量も低下してきたため，在宅での看取りを見据えて家族に説明したところ，「胃ろうは考えていないが，それ以外でできることがあればしてあげたい」という希望があった．レボドパ含有製剤（マドパー®）150mg分3と六君子湯（6g分3）の服用を開始したところ，少し活気が増し経口摂取量も増加した．

4．コリンエステラーゼ阻害薬（表3）

アルツハイマー型認知症の進行抑制を期待して広く用いられている薬剤である．周知のように興奮系の薬剤のため，アルツハイマー型認知症の意欲低下やアパシーなどの陰性症状を改善する効果がある．この陰性症状の一つに食欲低下があり，服薬により食欲が改善することがある．コリンエステラーゼ阻害薬はいくつか種類があり，すべて食欲を改善する可能性があるが，なかでもリバスチグミン（リバスタッチ®など）は前頭葉の血流改善やグレリンを増加させる効果も報告されており[5]，他の薬剤よりも食欲増進効果が期待できる可能性がある．

コリンエステラーゼ阻害薬は，食欲を上げる効果とは逆に，消化管症状の副作用があり，食欲低下の原因になることもある．その副作用は服用開始直後に

表3　アルツハイマー型認知症に適応のコリンエステラーゼ阻害薬

ドネペジル（アリセプト®）
ガランタミン（レミニール®）
リバスチグミン（イクセロン®，リバスタッチ®）

よくみられるため，効果と副作用のバランスをよくみて服用継続の判断をしなければならない．また，服用により脳内のアセチルコリンが増えるため，副交感神経が優位になり徐脈や低血圧を呈することもある．この徐脈や低血圧が気分不良や食欲低下の原因となっている患者も散見される．

臨床エピソード③ コリンエステラーゼ阻害薬で食事摂取量が改善

84歳 女性 アルツハイマー型認知症 日常生活自立度：A-2

「食事を食べてくれなくなった」という家族の訴えがあり，在宅訪問での診察となった．デイサービスでも意欲がなくレクリエーションにも参加しなくなったとのことであった．家族の希望により抗認知症薬を服用していなかったが，説明のうえ，リバスチグミン（リバスタッチ®）パッチ（1日18mgまで段階的に増量）を開始したところ，直後から物事への関心が上がり，1カ月後には食事摂取量が改善した．

5. 抗精神病薬

薬剤すべてに主作用と副作用があり，その使用には細心の注意が必要であるが，抗精神病薬は特に注意を要する．抗精神病薬は適量であれば食欲改善効果が期待できる．臨床現場でよく用いられるのはスルピリド（ドグマチール®）やクエチアピン（セロクエル®）である．両者とも半減期が短いため（それぞれ6.1時間，3.5時間）比較的使いやすい．

ただし抗精神病薬は有害事象として，ドパミン遮断による嚥下障害や誤嚥が問題となることが多い．食欲改善効果を期待して用いるときは，①嚥下障害が出現する可能性がある，②高齢者やパーキンソニズムがある患者に処方するときには特に注意する，③嚥下障害が出たときは即座に服用を中止する（悪性症候群に注意しつつ），といった方策が重要となる．

臨床エピソード④ 抗精神病薬で食欲が改善，体重も増加

85歳 男性 血管性認知症，糖尿病 日常生活自立度：B-2

半年間で5kgの体重減少があったため栄養サポートチーム（NST）で介

入することとなった．食事摂取量が減少し，食事を口に溜めこんで飲み込まないことも増えてきたという．抑うつ傾向もあったため，血糖値と錐体外路症状に注意しつつクエチアピン（セロクエル®）100mg分2の服用を開始した．注意していた有害事象を呈することなく食欲が改善し，半年後には体重も3kg増加した．

6．抗うつ薬（表4）

選択的セロトニン再取り込み阻害薬（SSRI）やセロトニン・ノルアドレナリン再取り込み阻害薬（SNRI）は嚥下や食行動に関する有害事象があまりみられないため比較的使いやすい薬剤である．アルツハイマー型認知症やレビー小体型認知症でみられる，うつ症状による食欲低下に対しては改善を期待して処方を考慮してもよい．ただし，高齢認知症患者に対する食欲改善効果としては，大規模な研究結果は報告されていないため，効果判定することなく漫然と

表4　抗うつ薬

SSRI
エスシタロプラム（レクサプロ®），セルトラリン（ジェイゾロフト®），パロキセチン（パキシル®），パロキセチン（パキシル® CR），フルボキサミン（ルボックス®，デプロメール®）
SNRI
デュロキセチン（サインバルタ®），ベンラファキシン（イフェクサー® SR），ミルナシプラン（トレドミン®）
NaSSA
ミルタザピン（リフレックス®，レメロン®）
三環系
アミトリプチリン（トリプタノール®），アモキサピン（アモキサン®），イミプラミン（トフラニール®，イミドール®），クロミプラミン（アナフラニール®），ドスレピン（プロチアデン®），トリミプラミン（スルモンチール®），ノルトリプチリン（ノリトレン®），ロフェプラミン（アンプリット®）
四環系
セチプチリン（テシプール®），マプロチリン（ルジオミール®），ミアンセリン（テトラミド®）

処方されることがないようにしたい．

ノルアドレナリン作動性・特異的セロトニン作動性抗うつ薬（NaSSA）に分類されるミルタザピン（リフレックス®，レメロン®）は食欲低下の改善にシャープに効く[6]．効果がある患者では，服薬を開始したその日のうちに食欲改善効果が得られるが，効果がない患者ではどれだけ継続投与しても結果は変わらない．食欲低下には試してみてもよい薬剤である．

三環系や四環系の抗うつ薬は，抗コリン作用が比較的強く，副作用のリスクから高齢者の食欲低下の改善を主目的として用いられることはあまりない．

臨床エピソード⑤　抗うつ薬と麻子仁丸での排便コントロールで食事摂取量が増加

83歳　男性　レビー小体型認知症　日常生活自立度：A-2

朝食は6割ぐらい摂取できるが，昼食や夕食は2～3割しか摂取できていなかった．レビー小体型認知症に伴う便秘もあったため，麻子仁丸（ましにんがん）で排便をコントロールし，エスシタロプラム（レクサプロ®）10mg分1を試したところ，食事摂取量が7～8割に増加した．副作用の睡眠障害や胃腸障害が心配されたが，目立った症状はみられなかった．エスシタロプラム単独の効果ではなく排便コントロールの効果もあったかもしれない．

7．制吐薬（表5）

代表的なメトクロプラミド（プリンペラン®）やドンペリドン（ナウゼリン®）はドパミン遮断薬であり，用量が増えると嚥下障害や誤嚥の原因となるが，適量であれば消化管運動を改善し，食欲亢進に働くことがある．パーキンソン病やレビー小体型認知症といった**ドパミンが不足している疾患や誤嚥のリスクの**

表5　**ドパミンを遮断する制吐薬**

中枢性・末梢性	末梢性
メトクロプラミド（プリンペラン®） ドンペリドン（ナウゼリン®）	イトプリド（ガナトン®）

第3章 薬剤が嚥下に与える影響

高い患者に対する処方は控えるべきであるが，比較的若年者で誤嚥リスクが低い場合には，食欲改善薬として用いることを考慮してもよい．

8．その他

エリスロマイシン（エリスロシン®）やモサプリド（ガスモチン®）は消化管運動を改善する効果があり，その結果，食欲が改善することがある．ステロイド(コートリル®など）も高齢者の「食べない」という症状に有効な場合がある．

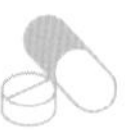

食欲からみた「特に慎重な投与を要する薬剤」

傾眠，嘔気，消化管運動障害などさまざまな原因で高齢者の食欲は低下するが，それら症状を副作用としてもつ薬剤は多く，薬剤性の食欲低下を生じていることがある．患者本人の訴えが聞けるときは原因薬剤にたどり着きやすいが，意思疎通が困難な高齢者の診療では，医療者側があらかじめ食欲低下を来しやすい薬剤を念頭におくのが臨床上のコツである．

ここでは高齢者に処方される頻度が比較的高く，臨床現場でよく遭遇する食欲低下を来す薬剤について解説する．

1．ジギタリス製剤

心不全などに対して用いられる薬剤である．最近は心不全に対する予後改善効果が認められないために第一選択薬ではなくなったが[7)]，喘息や慢性閉塞性肺疾患（chronic obstructive pulmonary disease；COPD）の患者でβ遮断薬が投与できない患者に対しては，まだまだ用いられる．

特徴として有効域が狭く（図1），容易に血中濃度が有効域を超えて食欲低下などの中毒症状を生じやすい（図2）[8)]．そのほとんどが腎臓によって排出されるため，腎機能が低下した高齢者では特に注意が必要である．また，高齢者では「これまで問題がなかった」場合でも，腎機能低下，低カリウム血症，併用薬剤の変更（カリウム排泄型利尿薬，カルシウム拮抗薬など），体重減少などの変化により中毒症状を呈することがある（表6）．ジギタリス製剤の新規

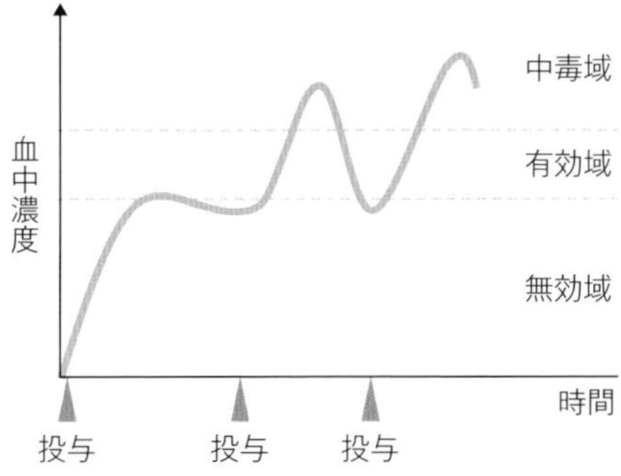

有効域が狭い薬剤は，血中濃度を有効域に保つことが難しく，中毒症状を呈しやすい．

図1　**薬剤の血中濃度の概念図**

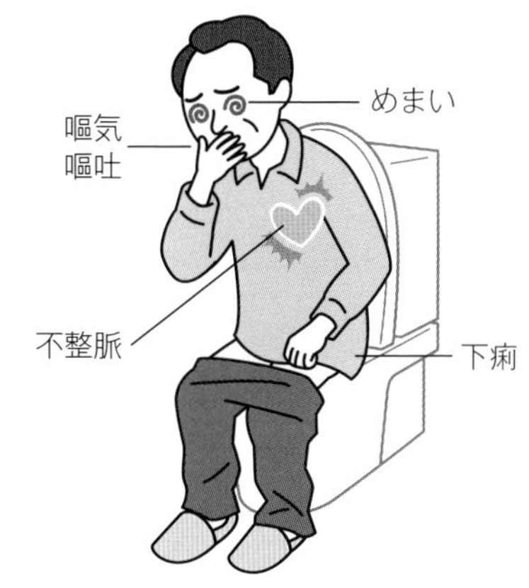

図2　**ジギタリス中毒の症状**

表6　**ジギタリス製剤との併用で注意が必要な主な薬剤**

効果を増強するためジギタリス中毒になりやすい
スキサメトニウム（筋弛緩薬），抗コリン薬，抗不整脈薬，利尿薬〔カリウム排泄型，トルバプタン（サムスカ®）〕，カルシウム拮抗薬，プロトンポンプ阻害薬，副腎皮質ホルモン，シクロスポリン（サンディミュン®，ネオーラル®），抗菌薬（マクロライド系，テトラサイクリン系），抗真菌薬　など
効果を減弱するため，併用中止後にジギタリス中毒になるおそれがある
カルバマゼピン（テグレトール®），甲状腺製剤　など

処方に伴い食欲低下が認められたときにはもちろんであるが，継続処方の場合であっても処方量の見直しなどを行う．

臨床エピソード⑥　ジギタリスの中止で食欲が改善

87歳　女性　認知症（原因疾患不明）　日常生活自立度：B-2

心不全があり下肢の浮腫も認められたため，かかりつけ医からジゴキシン（ジゴシン®）0.25mg分1とフロセミド（ラシックス®）40mg分1が処方された．処方時期を境にして徐々に食事摂取量が減少していったが，認知症で意思疎通ができなかったため原因がなかなかわからなかった．ジゴキシンの副作用を疑い中止したところ，食欲は徐々に改善した．

2. テオフィリン（テオドール®，テオロング®）

気管支拡張薬であるが，大脳基底核のドパミン作動性神経上のアデノシンA_2受容体に拮抗する作用があり，ドパミン神経の脱抑制を引き起こすことで嚥下反射を改善する効果があると報告されている[9]．しかしながら，この薬剤も有効域が狭く，血中濃度が有効域を超えて高くなると食欲低下などの中毒症状を示す（図3）．テオフィリンは主に肝臓で代謝されるため，**肝機能低下を認める場合には要注意**である．また，シメチジン（タガメット®）はテオフィリンの代謝酵素（CYP1A2）を阻害するため，同時に服用すると血中濃度が高くなりやすい．その他，抗血小板薬，カルシウム拮抗性不整脈治療薬，マクロライド系抗菌薬，ニューキノロン系抗菌薬，抗ヘルペスウイルス薬などとの併用でも血中濃度が高くなることが知られている．逆に，喫煙はCYP1A2を誘導する

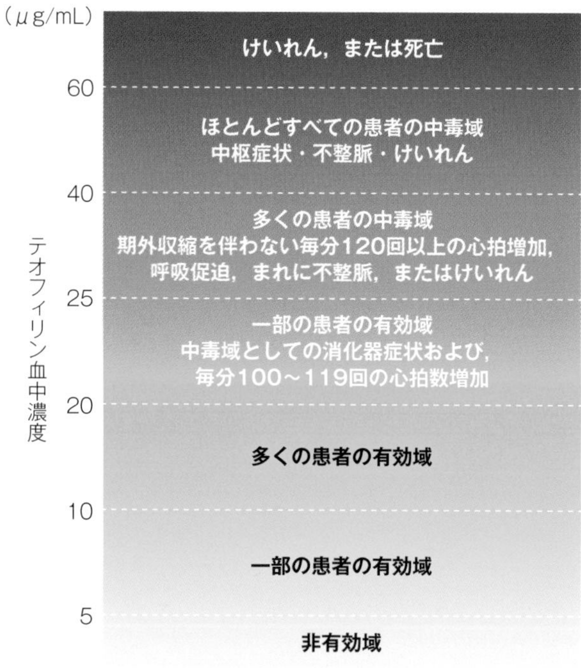

図3 テオフィリンの血中濃度と症状

〔エーザイ株式会社：テオロング，インタビューフォーム（2019年4月改訂，第15版）より〕

ためテオフィリンの効果は減弱されるが，それを見越してテオフィリンの服薬量を調整していると，禁煙時に血中濃度が高くなり副作用を来す．テオフィリン服用患者で食欲低下が認められた場合には，処方内容の見直しが必須である．

3. メマンチン（メマリー®）

アルツハイマー型認知症の治療薬として2011年に発売され，近年処方される患者が増えている．抑制系の抗認知症薬のため，副作用として傾眠や活動性低下，めまいがあり，そのために食欲が低下することがある（図4）．抗認知症薬は，最も臨床効果が実感されにくい薬剤の部類であり，特に認知症終末期での処方の必要性は十分に考慮しなければならない．

臨床エピソード⑦ メマンチンの中止で傾眠が改善，食事摂取量も回復

84歳　女性　アルツハイマー型認知症　日常生活自立度：A-1

アルツハイマー型認知症のためドネペジル（アリセプト®）10mg分1が処方されていたが，たび重なる暴言があったためメマンチン（メマリー®）

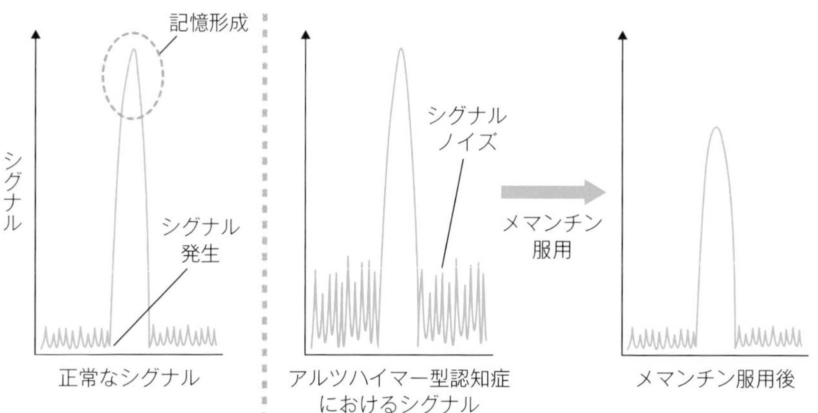

アルツハイマー型認知症ではノイズが多く，記憶形成のシグナルが目立たなくなっているが，メマンチンを服用することでノイズが抑制され，記憶形成のシグナルが際立つようになる．このノイズ抑制作用が，メマンチン服用時の傾眠・活動性低下につながる．

図4　**メマンチン服用時の中枢シグナルのイメージ**

が追加されることとなった．メマンチンを20mgまで増量したところ暴言はなくなったものの，傾眠が強くなり昼食や夕食の摂取量が減少した．メマンチンを中止したところ傾眠は改善し，食事摂取量も元に戻った．暴言に対してはケアで対応（許容する，不快なことはなるべく行わない）していくこととなった．

4. プレガバリン（リリカ®）

椎間板ヘルニアなどの神経障害性疼痛に対して用いられる薬剤であり，高齢者でも処方例が散見される．わが国では2010年に発売された比較的新しい薬で食欲に関する有害事象の報告は少ないが，**高齢者では傾眠や意識消失がみられることがあり，その結果として食欲が低下**することがある．プレガバリンは海外では抗てんかん薬としての適応もあり，中枢に対しても効果が及ぶ強い薬剤である．主に腎臓を介して排泄されるため，腎機能が低下していることが多い高齢者では副作用も発現しやすく十分な注意が必要である．本剤は代用となるものが少ないため投与せざるをえない場合もあるが，漫然と投与することがないように心がけなければならない．

臨床エピソード⑧ プレガバリンの減量で意識レベルが改善，食事時間も短縮

78歳　女性　脳梗塞，脊柱管狭窄症　日常生活自立度：A-2

脊柱管狭窄症の疼痛に対して，プレガバリン（リリカ®）300mg分2が処方されていたが，処方後から会話の応答が悪くなり，食事摂取も1時間以上かかるようになった．プレガバリンを200mgに減量したところ，意識レベルが改善し食事時間も短くなった．

5. 睡眠薬（抗不安薬）

ベンゾジアゼピン系睡眠薬（表7）には筋弛緩作用があり，誤嚥のリスクを高めることが知られているが，ここでは食欲との関連について述べる．

睡眠薬投与時の注意点は，翌朝への持ち越し効果である．睡眠薬の多くは脂溶性であるため，相対的に脂肪が増加している高齢者では，いったん脂肪に溶

表7　ベンゾジアゼピン系睡眠薬

超短時間作用型
トリアゾラム（ハルシオン®）
短時間作用型
ブロチゾラム（レンドルミン®），リルマザホン（リスミー®），ロルメタゼパム（ロラメット®，エバミール®）
中間作用型
エスタゾラム（ユーロジン®，エスタゾラム®），ニトラゼパム（ネルボン®，ベンザリン®），フルニトラゼパム（サイレース®）
長時間作用型
クアゼパム（ドラール®），ハロキサゾラム（ソメリン®），フルラゼパム（ダルメート®）

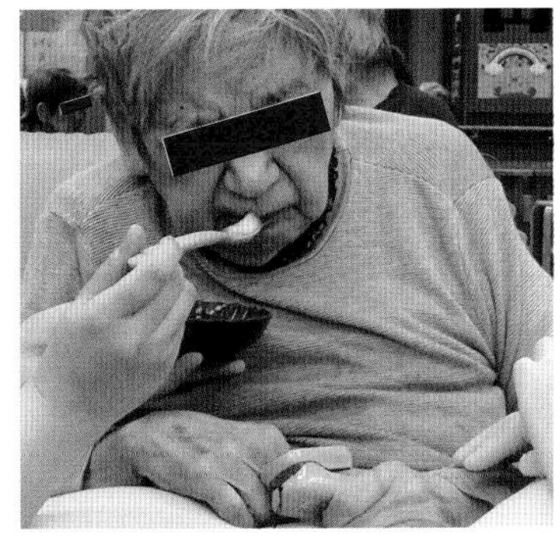

「朝食を食べない」という訴えがあった患者．昼食，夕食は問題なく食べているとのことであった．睡眠薬の持ち越し効果を疑い，超短時間作用型の睡眠薬（非ベンゾジアゼピン系薬）に変更したところ，朝食も食べられるようになった．

図5　ベンゾジアゼピン系睡眠薬の持ち越し効果

けた薬剤が徐放性に血中に放出されることになり，だらだらと長時間作用する．加えて，高齢者は薬物代謝能が低下しており，血清アルブミンも低値であることが多いため遊離型の薬剤の濃度が高くなり，作用も思いのほか強く出ることがある．したがって，**朝食を食べない，朝食を食べるのに時間がかかる，などの症状があったときは，処方量や薬剤の見直しを行う**（図5）．

新しいタイプの睡眠薬としてラメルテオン（ロゼレム®）やスボレキサント（ベルソムラ®）などがあるが，これら薬剤に起因して食欲が低下したという報告はいまのところない．

臨床エピソード⑨ 抗不安薬の変更で朝食摂取の時間が短縮

91歳　女性　アルツハイマー型認知症　日常生活自立度：B-2

施設入所中であり，介護職から「なかなか飲み込まない．食事に時間がかかる」という訴えがあった．詳しく聞くと，朝食時のみにそのような症状があるとのことであった．服用薬をチェックしたところフルニトラゼパム（サイレース®）1mg眠前が処方されていた．持ち越し効果による傾眠が症状の原因と考えられたため，フルニトラゼパムをエスゾピクロン（ルネスタ®）に変更したところ不眠の訴えもなく，朝の覚醒もよくなり朝食摂取の時間も短くなった．フルニトラゼパムは数年前から服用中とのことであったが，加齢に伴う薬物代謝の遅延などによって持ち越し効果が顕在化したのかもしれない．

6. コリンエステラーゼ阻害薬

アルツハイマー型認知症の治療薬（一部はレビー小体型認知症治療薬）として用いられるコリンエステラーゼ阻害薬は，意欲低下やアパシーが改善することにより食欲増進に働くこともあるが，逆に副作用による嘔気のために食欲低下を来すこともある．**食欲低下は投薬開始時や増量時に出やすい**ため，特に注意を要する．継続処方されている場合には，食欲低下の原因となることは比較的少ない．

臨床エピソード⑩ コリンエステラーゼ阻害薬の休薬で循環器および消化器症状が消失

81歳　女性　アルツハイマー型認知症　日常生活自立度：A-2

最近，体重が減ったということで診察依頼があった．診察時に徐脈（50回/分）と血圧低下（91/62mmHg）を認め，食事にも時間を要するようになっていた．最近の投薬をみてみると，アルツハイマー型認知症による認知機能低下，意欲低下に対してドネペジル（アリセプト®）10mgの処方が開始されていた．ドネペジルの副作用による循環器および消化器症状を疑い，休薬を指示したところ症状は消失した．

7．非ステロイド性抗炎症薬（NSAIDs）

NSAIDsは，シクロオキシゲナーゼ活性を阻害することで胃の粘膜障害を来し，胃潰瘍や十二指腸潰瘍の原因となることが広く知られている．この副作用のために，NSAIDs服薬中は食欲が低下することがある．

急性症状があって屯用で服用する場合は，食欲低下は一過性のために問題となることは少ないが，関節リウマチなどで長期に服用している場合には食欲低下や食事量の低下による低栄養などが問題となることも多い．NSAIDsは必要性があるため処方されている場合がほとんどであり，休薬や他の薬剤への変更は難しいが，可能な場合はアセトアミノフェンなどへの変更を試みるのも一法である．

8．ビスホスホネート製剤（表8）

ビスホスホネート製剤は骨粗鬆症や悪性腫瘍の骨転移などに用いられる．副作用として上部消化管の不快症状のために食欲が低下することがある．高齢者

表8　ビスホスホネート製剤

経口剤
アレンドロン酸（フォサマック®，ボナロン®） イバンドロン酸（ボンビバ®） エチドロン酸（ダイドロネル®） ミノドロン酸（ボノテオ，リカルボン®） リセドロン酸（アクトネル®，ベネット®）
注射剤
イバンドロン酸（ボンビバ®） ゾレドロン酸（ゾメタ®，リクラスト®） パミドロン酸（パミドロン酸二Na）

第3章　薬剤が嚥下に与える影響

は消化管運動が低下していることがあり，また大量の水で服用することが困難なために消化管粘膜に対する刺激が強く出現し，食道・胃部不快感などを来しやすい．注射剤や投与回数が少ない薬剤を選択するのも，食欲低下の副作用を回避するにはよい方法である．準寝たきり状態などになって**骨折のリスクが低くなったときは中止を検討したい．**

臨床エピソード⑪　ビスホスホネート製剤の服薬コンプライアンスが低下していても有害事象が生じていなかったため中止

84歳　女性　脳梗塞，骨粗鬆症　日常生活自立度：B-2

脳梗塞後の嚥下障害とのことで診察依頼があった．投薬内容をチェックすると「この薬を飲むとムカムカするから飲んでいない」という薬剤があり，調べるとビスホスホネート製剤（アレンドロン酸）5mgであった．ADLはほぼ寝たきりであり，服薬を中止していても有害事象が生じていなかったため当該薬剤を中止とした．

9. 鉄　剤

鉄欠乏性貧血に対して鉄剤が用いられるが，鉄イオンの刺激により悪心・嘔吐，食欲低下を来すことがある．クエン酸第一鉄ナトリウム（フェロミア®）は，非イオン型であるため鉄イオンによる胃腸障害が少ないとされ，pHの変化による吸収の影響を受けにくいことから食後投与が可能であり，胃切除後の制酸薬服用中であっても効果が期待できる．硫酸鉄（フェロ・グラデュメット®）は，徐放性のため急激な血中鉄イオン濃度の上昇を防ぐことで胃腸障害を軽減するとされている．フマル酸第一鉄（フェルム®）は，非イオン型であり徐放性という両方の特徴を併せもつため，前述の2つの薬剤よりも副作用は少ない．しかし，臨床現場では本薬剤による食欲低下は散見される．休薬が難しい場合は溶性ピロリン酸第二鉄（インクレミン®）シロップや注射剤〔含糖酸化鉄（フェジン®）〕に変更すると，食欲低下はかなり軽減される．

経口鉄剤の副作用である消化器症状に対して制酸薬が用いられると，クエン酸第一鉄ナトリウム以外の薬剤は酸性条件下での吸収のため，薬剤吸収が悪くなることは心にとどめておく必要がある.

臨床エピソード⑫ 鉄剤の休薬で食事摂取量が回復, 不足鉄分を栄養指導により食事から摂取

81歳　女性　アルツハイマー型認知症, 鉄欠乏性貧血　日常生活自立度：B-2

「食事を食べなくなった」という家族の訴えがあり診察を行った. アルツハイマー型認知症でみられる拒食様症状も疑われたが, クエン酸第一鉄ナトリウム（フェロミア®）100mg分2を服用中であったため, 診断的治療として当該薬剤を休薬したところ食事摂取量が回復した. 鉄分不足に対しては栄養士による栄養指導により食事から補うこととした.

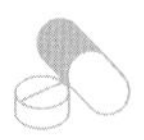

その他の薬剤による食欲低下

抗てんかん薬も傾眠による食欲低下を招くことがある. ただし, 抗てんかん薬は臨床現場での反応をみながら種類や用量が決められていることがほとんどであり, 休薬や変更が難しいのが実情である.

その他, 高齢者で処方が多く, 食欲低下の原因となりやすい薬剤として経口糖尿病薬などが知られている.

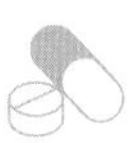

ナラティブな視点の重要性

近年「食べなくなったら胃ろう」という流れができ, その揺り戻しとして「食べなくても胃ろうは拒否」という極端なケースが増えてきた. 胃ろうは万能ではないが, 適応をしっかりと考えれば非常に有用な栄養摂取方法である. ただ臨床現場で問題なのは, 経口摂取を増やすために最善を尽くすことなく「胃ろうにしますか？」という選択を家族や介護者に迫っている現状である. そこで抜け落ちやすいのが, 薬剤の視点からのアプローチである.

薬剤による食欲低下は, われわれが考えているよりも多い. 臨床経験を重ねていくと, なかには終末期と思われていても, 投薬内容を見直すことで食欲が

改善して日常生活に復帰できる患者もおり，非常に驚かされることがある．高齢者の食欲低下に関しては，エビデンスも必要だがナラティブな視点も重要である．各医療者が自らの経験を踏まえて「食欲と薬剤のリスト」を確立し，高齢者の食欲低下に対峙していただきたい．

文　献

1）Arai M, et al : Rikkunshito improves the symptoms in patients with functional dyspepsia, accompanied by an increase in the level of plasma ghrelin. Hepatogastroenterology, 59 : 62-66, 2012

2）日本老年医学会・編：高齢者の安全な薬物療法ガイドライン 2015. メジカルビュー社，2015

3）Homnick DN, et al : Long-term trial of cyproheptadine as an appetite stimulant in cystic fibrosis. Pediatr Pulmonol, 40 : 251-256, 2005

4）Scarmeas N, et al : Motor signs during the course of Alzheimer disease. Neurology, 63 : 975-982, 2004

5）Uwano C, et al : Rivastigmine dermal patch solves eating problems in an individual with advanced Alzheimer's disease. JAGS, 60 : 1979-1980, 2012

6）Watanabe N, et al : Safety reporting and adverse-event profile of mirtazapine described in randomized controlled trials in comparison with other classes of antidepressants in the acute-phase treatment of adults with depression: systematic review and meta-analysis. CNS Drugs, 24 : 35-53, 2010

7）日本循環器学会，日本心不全学会：急性・慢性心不全診療ガイドライン（2017 年改訂版），pp35-43, 2018

8）Misiaszek B, et al : Digoxin prescribing for heart failure in elderly residents of long-term care facilities. Can J Cardiol, 21：281-286, 2005

9）Ebihara T, et al : Theophylline-improved swallowing reflex in elderly nursing home patients. J Am Geriatr Soc, 52：1787-1788, 2004

2 嚥下機能を改善・悪化させる薬剤

- 慢性期や神経筋疾患の嚥下障害は訓練では治らないが，薬剤の変更や中止での改善は期待できる．
- 「高齢者の安全な薬物療法ガイドライン」の「特に慎重な投与を要する薬物」に，嚥下障害や誤嚥に関する記載はないが，「開始を考慮すべき薬物」として誤嚥性肺炎予防のためにACE阻害薬，半夏厚朴湯の記載がある．
- 嚥下機能を改善させる薬剤としては，ACE阻害薬，アマンタジン，シロスタゾール，半夏厚朴湯，ニセルゴリンなどがあげられる．
- 嚥下機能を悪化させる薬剤としては，向精神薬，制吐薬，筋弛緩薬，抗てんかん薬，鎮咳薬などがあげられる．

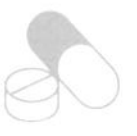

訓練では治らない嚥下障害への薬剤からのアプローチ

極論をいえば，慢性期や神経筋疾患の嚥下障害は訓練では治らない．併発する「廃用」による嚥下障害は，訓練での改善がある程度期待できるものの，慢性期の四肢麻痺や神経筋疾患の歩行障害を訓練で改善させるのは至難の業である．

しかしながら，慢性期や神経筋疾患であっても，改善が期待できるのが薬剤からのアプローチである．服用する薬剤の変更や中止により，訓練では対応できない嚥下障害であっても改善が期待できる．

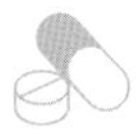

「高齢者の安全な薬物療法ガイドライン」と嚥下障害

日本老年医学会による「高齢者の安全な薬物療法ガイドライン2015」[1)]には，高齢者における「特に慎重な投与を要する薬物」があげられているが，その副作用の欄に「嚥下障害」や「誤嚥」という記載はない．しかし，精神科領域ではよく知られていることであるが，種々の薬剤が嚥下障害の原因となる．一方，「開始を考慮するべき薬物」としてはアンジオテンシン変換酵素（ACE）阻害薬と半夏厚朴湯（はんげこうぼくとう）があげられ，誤嚥性肺炎の予防に効果があるとされているものの，それ以外の薬剤の記載はない．

常識的なことは研究課題にならないというエビデンスの盲点があり，臨床家が思っている薬剤の副作用すべてが研究報告されているわけではない．また，嚥下障害や誤嚥は多因子により生じるため，薬剤に起因するものと明確に証明することが難しい．その結果として，臨床的には問題になっているもののガイドラインには取り上げられていない薬剤も多い．本項では，これらのことを踏まえつつ嚥下機能を改善・悪化させる薬剤について解説する．

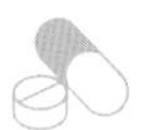

嚥下機能を改善させる薬剤

嚥下・咳嗽反射の誘発には，咽頭におけるサブスタンスPの濃度が重要であるとされている（「第1章 2．誤嚥・誤嚥性肺炎の基礎知識」参照）．すなわち，脳内でのドパミンの放出促進，あるいは咽頭でのサブスタンスPの分泌促進やサブスタンスP濃度上昇作用のある薬剤が，嚥下機能を高める薬剤といえる．

1．ACE阻害薬

ACE阻害薬は古くから用いられている降圧薬であるが，それだけではなくサブスタンスPの分解を阻害する効果も有している．咽頭のサブスタンスPは，本来すぐに分解されてしまうが，ACE阻害薬を服用すると分解されずに蓄積されて濃度が上昇することが明らかになっており，その結果，嚥下や咳嗽反射が改善すると考えられている．ACE阻害薬の副作用に「空咳」があるが，その機序の一つはこのサブスタンスPの関与である．誤嚥性肺疾患の予防効果を検討した研究では，ACE阻害薬を服用することで肺炎の発症率が有意に低下したことが報告されている[2), 3)]．

臨床では，ACE阻害薬を服用中の患者のなかには，咽喉頭が敏感になりすぎて誤嚥していなくても咳嗽が頻発するため，「誤嚥しているのでは？」と勘違いされることもある．**ACE阻害薬を処方するときには，「効きすぎ」にも注意が必要である．**

ACE阻害薬は，中枢活性型のもの〔カプトプリル，リシノプリル（ロンゲス®，ゼストリル®），ペリンドプリル（コバシル®），トランドラプリル（オドリック®）など〕は認知機能低下の予防ができ，非中枢活性型のもの〔ベナゼプリル（チバセン®），エナラプリル（レニベース®），キナプリル（コナン®）など〕は認知機能を低下させる可能性が報告されている[4)]．また，ACE阻害薬には肺がんのリスクとなる可能性も指摘されている[5)]．これらは絶対的な使い分けの基準にはならないが，処方時は気にかけておくとよいであろう．

2. アマンタジン（シンメトレル®）

パーキンソン病などの治療薬として用いられる薬剤である．ドパミンを絞り出すような効果を有する薬剤であり，服用するとドパミン濃度が上昇し，その結果，誘導されるサブスタンスPの濃度が上昇することが知られている．この効果を利用して，誤嚥性肺炎の予防効果を検討した研究では，3年間投与することで肺炎発症率が1/5に減少したことが報告されている[6)]．この嚥下機能の改善効果は，アマンタジンだけでなく，理論的には**他のドパミン濃度を上げるパーキンソン病治療薬（レボドパ含有製剤など）でも期待できる．**

臨床ではアマンタジンを投与すると嚥下や咳嗽反射の改善だけでなく，全体的に活気があがる印象を受ける．その印象は，活動性が低下した認知症の終末期などで顕著である．終末期の嚥下障害に対して処方してみるのも一法かもしれない．

臨床エピソード① アマンタジンの中止で湿性嗄声が出現

82歳　女性　多発性脳梗塞　血管性認知症　日常生活自立度：C-2

アマンタジン（シンメトレル®）100mg分2を服用していたが，尿路感染症で入院したときに投薬の見直しがあり中止となった．それ以降，活気がなくなり湿性嗄声が出現したが，尿路感染症による一時的な機能低下によるものと説明を受け経過観察となっていた．退院後2カ月が経過しても状態が変わらないため，アマンタジンの中止によるものを疑い服用を再開したところ，入院前の状態に戻り湿性嗄声も消失した．

3. シロスタゾール（プレタール®）

血管拡張作用を有し，チロシン水酸化酵素（チロシンを水酸化しドパミンとする）の合成を誘導することによってドパミン合成を維持する．その結果，咽頭のサブスタンスP濃度が上昇し嚥下・咳嗽反射を改善すると考えられている．シロスタゾールを服用することで誤嚥性肺炎の発症率が40％に低下したという報告もある[7]．

シロスタゾールはこれら嚥下機能改善効果に加えて，軽度アルツハイマー型認知症の進行を抑制する効果も期待されている[8),9]．抗血小板薬を服用している患者に対しては，選択順位が高い薬剤といえる．

臨床エピソード② 半夏厚朴湯で食欲改善，食事時のムセも減少

78歳　女性　パーキンソン病　脳梗塞　日常生活自立度：A-1

レボドパ含有製剤とドパミン遮断薬にてパーキンソン病はコントロールされていたが，抑うつ傾向があり咽頭の違和感および食思不振を訴えるようになった．半夏厚朴湯（はんげこうぼくとう）（7.5g分3）の服用を開始したところ，服用1週間後は一時的な症状の悪化を認めたものの，それ以降は違和感が消失し食欲も改善してきた．食事時にあったムセも減った．

4. 半夏厚朴湯

唾液中のサブスタンスPの濃度が高くなる[10]ことに加えて，アルツハイマー

病やパーキンソン病患者における食事の自己摂取量の維持にも有効であることが報告されており[11]，食べる意欲や動作などにも良い影響を与える可能性が示唆されている．

5．ニセルゴリン（サアミオン®）

脳梗塞後の意欲の低下や血管性認知症に対して用いられる脳循環改善薬であり，咽頭サブスタンスPの増加作用も明らかにされており[12]，ACE阻害薬〔イミダプリル（タナトリル®）〕との比較では，同等の嚥下機能改善効果，肺炎予防効果があることが報告されている[13]．食思不振などの副作用も比較的少ないため，治療手段の一つとして覚えておくとよい．

嚥下機能を改善させる薬剤は，嚥下障害治療を行うにあたって第一選択にはならないが，嚥下訓練や食支援を行ったうえでの使用，あるいは終末期で他の手段がないといった場合には副作用が許容できる範囲での使用を試みる．

ただし，これらはすべて薬剤の主作用ではなく，いわば副作用であり，シャープな効果を有するものではないため，効くと思って処方すると期待外れに終わることもある．患者や家族がそのことを十分理解したうえで，「少しでもましになれば」という感覚で処方するくらいがよい．

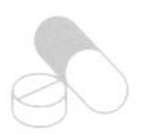

嚥下機能を悪化させる薬剤

薬剤性嚥下障害の原因は，表1のように大別される．慢性期や進行性疾患の嚥下障害は改善しない場合も多いが，薬剤性嚥下障害は，基本的には原因薬剤を中止すれば改善する治療可能なものである．割合としては大きくないかもし

表1　薬剤性嚥下障害の原因

1. ドパミン遮断薬による「錐体外路症状や嚥下・咳嗽反射の低下」
2. 筋弛緩作用による「筋力低下」
3. 催眠作用による「意識レベル低下」
4. その他

れないが，この治療可能な嚥下障害を見逃してはならない．嚥下障害の患者に遭遇したときには，まず服用している薬剤をチェックすべきである．

1．向精神薬

精神活動に影響を与える薬剤のことを総称して向精神薬とよぶ．何となく「向精神薬は嚥下によくない」という印象はないだろうか？　確かに，向精神薬のなかには嚥下に悪影響を与える薬剤も多いが，すべての向精神薬が処方できないわけではない．

(1) 抗うつ薬

気分が沈みこむ「うつ」の状態に対して用いられることがある薬剤で，高齢者でも処方されることが多い．現在よく用いられているのは，選択的セロトニン再取り込み阻害薬（SSRI）やセロトニン・ノルアドレナリン再取り込み阻害薬（SNRI）であるが，これらの薬剤の食行動に関する副作用としては口腔乾燥症や消化器症状があるものの，**誤嚥などの嚥下障害の原因にはならない．**

一方，使われる頻度は低くなっているが，三環系といわれる抗うつ薬は抗コリン作用が強く，口腔乾燥症や便秘，食欲低下，認知機能低下といった副作用を来す．アモキサピン（アモキサン®）はドパミン遮断作用を示すため誤嚥の原因になることがある．

(2) 抗不安薬

広く使われているのはベンゾジアゼピン系の薬剤（BZ薬）である．BZ薬はGABA受容体の作用を増強することで神経活動を抑制し抗不安作用を発揮するが，同時に鎮静・催眠作用や筋弛緩作用を発揮する（図1）．その結果，**傾眠による嚥下障害に加えて嚥下関連筋を弛緩させることで，誤嚥の原因となる**ことがある．BZ薬の長期服用により認知機能低下を来す可能性を示唆する報告もあるため[14]，不必要な投与は避けるべきである．

(3) 睡眠薬

BZ薬は睡眠薬としても用いられる．前述のように，抗不安作用に加えて鎮静・催眠作用を有するため睡眠薬としては適しているものの，筋弛緩作用も有するため嚥下関連筋の弛緩による嚥下障害を呈することがある．

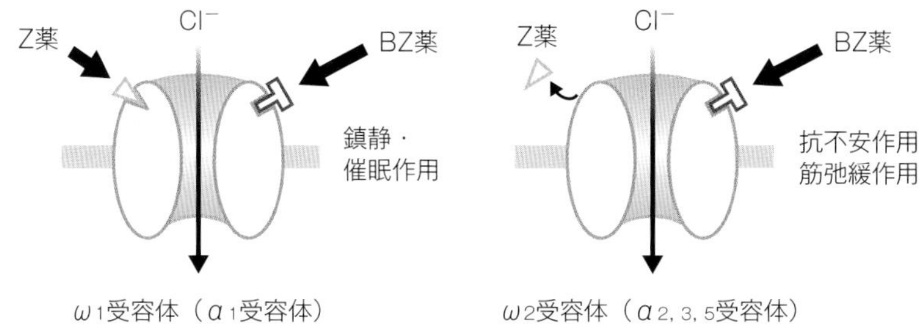

BZ薬はGABA受容体のω_1とω_2両方の受容体に結合することで，細胞内への塩素イオン（Cl^-）流入を促し，鎮静・催眠・抗不安・筋弛緩作用を示す．一方，Z薬は主にω_1に結合するため，抗不安・筋弛緩作用をほぼ来すことなく，催眠作用を発揮する．

図1　ベンゾジアゼピン系薬剤（BZ薬）と非ベンゾジアゼピン系薬剤（Z薬）の作用機序の違い

BZ薬は脂溶性のため体内の脂肪に溶ける傾向があり，いったん脂肪内に蓄積された分が再度血液中に放出されるため，脂肪量が相対的に増加した高齢者では，思っているより長時間効果が持続してしまうことがある[14)]．「朝の調子が悪い」，「朝食時がムセやすい」という**翌朝への持ち越し効果があったときは，睡眠薬の見直しを検討したい**．また，BZ薬は血中ではアルブミンと結合して運ばれ，結合していない遊離型が薬効を発揮するが，低アルブミン血症を呈している高齢者では遊離型が増えるため効果が強く出ることがある．そのため，投与量にも注意が必要である．

一方，非ベンゾジアゼピン系の薬剤（Z薬：英語表記した場合に頭文字にZが多い非BZ薬の通称）は，BZ薬と類似した効果をもつが，相対的に鎮静・催眠作用を示すω_1受容体に対する親和性が高く，抗不安や筋弛緩作用を示すω_2受容体への作用が弱いため筋弛緩作用は少ない（図1）．そのため，**Z薬は持ち越し効果による傾眠の影響はあるが，筋力低下による嚥下障害の原因となることはほぼない**と考えてよい．

新しいタイプの睡眠薬として，メラトニン受容体作動薬であるラメルテオン（ロゼレム®）やオレキシン受容体拮抗薬であるスボレキサント（ベルソムラ®）があるが，これら薬剤で誤嚥が増えたという報告はいまのところない．

(4) 抗精神病薬（メジャートランキライザー）

薬剤性嚥下障害の原因としては，この抗精神病薬によるものが最も多く，また症状も重度で，服用により誤嚥性肺炎の罹患率も上昇することが知られている[15]．

抗精神病薬の典型的な使用は統合失調症に対してであるが，認知症高齢者では，夜間のせん妄や幻覚などに対して用いられる．抗精神病薬に分類されるもののほとんどは，ドパミンを遮断することにより，脳内のドパミンの過剰伝達を抑制することでせん妄や幻覚の症状を改善する．一方で，ドパミンの働きを阻害するために錐体外路症状を生じ，同時にサブスタンスPの分泌を減少させて嚥下・咳嗽反射を弱めることにより，嚥下障害を来すという副作用も有している（図2）．

抗精神病薬には，従来型（定型）抗精神病薬と新規（非定型）抗精神病薬があり，以前は定型抗精神病薬が主流として用いられていた．しかしながら，副作用である錐体外路症状などが長年問題となっており，現在は錐体外路症状の少ない非定型抗精神病薬が第一選択薬となっている．非定型抗精神病薬は，ドパミン遮断作用にセロトニン（5-HT_{2A}）受容体遮断作用を併せ持つことで，ドパミンの分泌を促進し錐体外路症状の出現を防止するため，定型抗精神病薬と比較して嚥下障害が出にくいとされている．しかしながら，臨床現場では**非定型抗精神病薬が高齢者の嚥下障害の主原因となることが思っている以上に多く，**

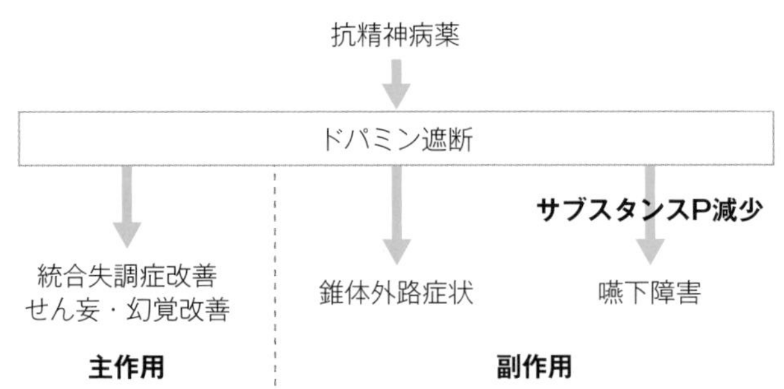

抗精神病薬はドパミンを遮断することにより，さまざまな作用を有する．

図2　抗精神病薬の主作用と副作用

わが国でも報告が出てきている[16]．

抗精神病薬が処方されている理由としては，現段階で必要であると判断される場合以外に，①急性期病院からの継続，②日中や夜間の不穏，睡眠障害，③過去に必要であったときからの漫然的な使用が多い．高齢者で処方されている場合には，現段階で必要かという見極めや見直しを積極的に行うべきである．

臨床現場では，夜間せん妄に対して抗精神病薬が処方され，その結果，誤嚥，誤嚥性肺炎を生じている患者が散見される．特にレビー小体型認知症はもともとドパミン産生細胞が減少しており，そのうえさらに抗精神病薬でドパミンが遮断されると重度の誤嚥を生じる．臨床現場では，アルツハイマー型認知症などに誤診され，レビー小体型認知症と気づかれずに抗精神病薬が処方されている場合もある．抗精神病薬を処方して錐体外路症状や誤嚥がみられるようになった場合は，レビー小体型認知症の可能性を疑うことも必要である．

臨床エピソード③ 抗精神病薬の中止で食事時のムセが消失

84歳　女性　アルツハイマー型認知症　日常生活自立度：C-2

大腿骨近位部骨折のために入院し施設に退院してきたが，入院前にみられなかった食事時のムセがみられるようになった．嚥下内視鏡を行ったところ咽頭収縮が弱く，液体の誤嚥を認めた．入院前後で投薬内容を比較したところ，入院時のせん妄に対してハロペリドール（セレネース®）3mg眠前が処方され，退院後も継続されていたことがわかった．ハロペリドールを中止したところ1週間ほどムセは認められたが徐々に改善し，2週間後の再診時には認められなくなっていた．

2．制吐薬

嘔吐が生じる機序の一つとして，ドパミンなどが延髄第四脳室底にある化学受容器引き金帯（chemoreceptor trigger zone；CTZ）や消化管に存在するドパミン受容体に作用し，そこから嘔吐中枢へ刺激が送られるという経路がある（図3）．制吐薬は，主な作用部位は異なるが，**抗精神病薬と同様にドパミン遮断薬であり**，ドパミンの作用部位を遮断することで嘔吐中枢への信号を抑制す

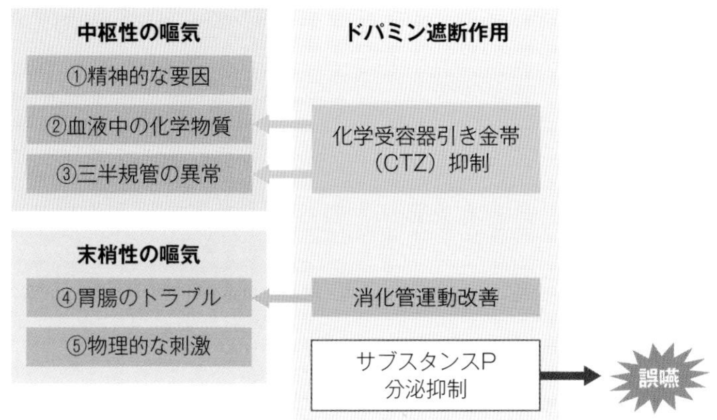

嘔気の原因は中枢性と末梢性に分けられるが，制吐薬はドパミンを遮断することで図中の②，③，④に作用して制吐効果を発揮する．ただし，大脳基底核のドパミンも一部遮断してしまうため誤嚥の原因になる．

図3　**制吐薬の作用機序**

るが，その際，CTZだけでなく大脳基底核のドパミンも一部遮断してしまうことにより，錐体外路症状[17]や嚥下・咳嗽反射の低下を引き起こす．

制吐薬のなかでもメトクロプラミド（プリンペラン®）は，特に血液脳関門を通過しやすく，錐体外路症状や嚥下・咳嗽反射障害の副作用が出やすいために高齢者での処方頻度は低く，ドンペリドン（ナウゼリン®）が処方されていることが多い．しかしながら，臨床現場では漫然と処方されているドンペリドンによる嚥下障害も経験される．**制吐薬は，高齢者においては投薬による利点と欠点のバランスをよく考えて処方されるべき薬剤**である．

臨床エピソード④　制吐薬の中止でムセ・筋強剛が消失

81歳　男性　アルツハイマー型認知症　脳梗塞　日常生活自立度：A-2

アルツハイマー型認知症に対してドネペジル（アリセプト®）が処方されたが，嘔気の訴えがありドンペリドン（ナウゼリン®）30mg分3が追加された．ドネペジルは10mgまで増量され嘔気は落ち着いていたが，ドンペリドンの服用は継続されていた．食事時のムセが増えたとのことで診察したところ，嚥下内視鏡で水分の誤嚥があり，手首に筋強剛が認められた．最近は嘔吐もみられないとのことであったためドンペリドンを減量・中止したところ，嘔気が出現することもなくムセ・筋強剛は消失した．

3．筋弛緩薬

筋弛緩薬は，骨格筋弛緩作用を発揮する薬剤の総称である．嚥下障害患者では，脳血管障害後や脳性麻痺などの中枢神経疾患に伴う痙性麻痺に対して処方されることがあるが，嚥下関連筋も弛緩させることにより誤嚥が生じやすくなる．

筋弛緩薬が異常な筋緊張による痛みに対して処方されている場合は，休薬することで患者のQOLが低下する可能性がある．また，脳性麻痺患者で，筋を弛緩させることで嚥下しやすい姿勢を保てるようになっている場合は，休薬することが最良でないこともある．しかしながら，試しに休薬してみると，「筋緊張の悪化を認めず嚥下はよくなった」ということも意外と多い．

近年，末梢性筋弛緩薬であるボツリヌス毒素が脳性麻痺や脳卒中後の痙性麻痺に対して用いられるようになった．ボツリヌス毒素は注射剤であり，ターゲットとなる筋に注射されるが，まれに全身にも作用することがあり[18)]，そのときは嚥下関連筋の弛緩により嚥下障害が生じることもある．しかしながら，ボツリヌス毒素による症状は永続的なものではなく一過性（3，4カ月程度とされる）であるため，**注射後に嚥下障害が生じた場合は，基本的には回復を待つこととなる．**

臨床エピソード⑤　筋弛緩薬の中止で咽頭ラ音が消失

79歳　男性　脳梗塞　偽性球麻痺　日常生活自立度：B-1

安静時に「のどがゴロゴロ鳴る」との訴えがあり，嚥下内視鏡をしたところ咽頭への唾液貯留が認められた．嚥下を指示すると唾液貯留は一時的に減少するものの，一部は喉頭侵入し，咽頭部ラ音の原因となっていた．脳梗塞後の上肢の痙縮に対してエペリゾン（ミオナール®）150mg分3を服用していたが，咽頭収縮力の低下が疑われたため一度休薬して様子をみることとした．1週間後の再診時には咽頭ラ音は消失し，痙縮の悪化もみられなかったため，エペリゾンの服薬を中止とした．

臨床エピソード⑥ 筋弛緩薬（ボトックス）で食事時のムセが出現

14歳　男性　脳性麻痺（痙直型）　車椅子座位可

後頸筋群の痙縮に対してボトックス注射による治療を行ったところ，頸部の過緊張は軽減したものの食事時のムセが増えた．ボトックスの影響と考え，肺炎に注意しつつ経過をみていたところ，約5カ月が経過して頸部の緊張が再度みられるようになった頃にムセも軽減した．次回のボトックス注射は投与量を減らして行うこととした．

4．抗てんかん薬

神経系が正常に機能するために，興奮シグナル（グルタミン酸神経系）と抑制シグナル（GABA神経系）が巧妙に調整されている．てんかんでは，何らかの原因によって2つのシグナルのバランスが崩れ，過剰興奮が起こると考えられている．この過剰興奮を抑えるために抗てんかん薬が用いられ，2つのシグナルのバランスによって興奮シグナル抑制作用，あるいは抑制シグナル増強作用のある薬剤が処方される．抑制シグナル増強のために用いられる薬剤は，前述したBZ系薬〔クロナゼパム（リボトリール®，ランドセン®）ジアゼパム（ダイアップ®），ミダゾラム（ミダフレッサ®）〕であるため，傾眠による食欲低下や誤嚥，筋力低下による嚥下障害を引き起こすことがある．グルタミン酸神経系に作用する薬剤については，薬剤ごとに作用機序は違うものの，結果的には脳の活動を抑制するため，傾眠による誤嚥，食思不振（低下）などを引き起こすことがある．これら副作用は，**服用直後や増量直後に強く出現して次第に軽減されていく**ため，副作用症状が強いときだけをみて中止や減薬をするのではなく，誤嚥対策を強化しつつ経過をみてから判断するのもよい方法である．

抗てんかん薬は小児で処方されることが多いが，高齢者の症候性てんかんに対しても処方される．多くの抗てんかん薬はアルブミンとの結合能が高く，また薬効発現に関与するのは主に非結合型である．そのため，高齢者などの低アルブミン血症患者への処方は，思いがけず作用が強く出ることがあり注意を要する．抗てんかん薬は，てんかんをコントロールするために必要であり，その用量はトライアルアンドエラーで決定されるため，中止や減薬は難しいことが多いが，薬剤の変更や増量をきっかけに嚥下障害や食思不振が生じた場合には，その効果と副作用のバランスをよく考慮して処方の継続や中止を検討すべきである．

臨床エピソード⑦ 抗てんかん薬の減量で傾眠が改善され経口摂取量も増加したが，発作再発のため再度増量し食事介助で対応

88歳 男性 アルツハイマー型認知症 てんかん 脳梗塞 日常生活自立度：B-1

誤嚥性肺炎の治療のため経口摂取を禁止されていたが，全身状態の改善に伴い経口摂取が可能となった．食事形態を工夫することで経口摂取量を増やしていくことができたが，時折傾眠がみられたため，そのときは経口摂取量が低下しムセも認められた．さらに安定して経口摂取ができるように服用していたラモトリギン（ラミクタール®）200mg分2の朝食後の分を100mgから50mgに減量した．その結果，日中の傾眠が改善され経口摂取量を増やすことができた．しかしながら，1カ月後にてんかん発作を生じたため，服用量を200mg分2に戻し，食事介助の工夫で経口摂取量を増やすこととなった．

5. 鎮咳薬

鎮咳薬は延髄の咳中枢に作用し，末梢からの刺激に対する閾値をあげることで咳を抑制する．どちらかというと使用しやすい薬剤であり，感冒症状を有する患者にはパターンとして処方されることも多い．しかしながら，高齢者，特に嚥下障害を有する患者に対しての処方は慎重にならねばならない．

咳嗽反射は，基本的には異物を除去するための防御反応であるため，異物が関与しない肺がんや間質性肺炎，アレルギーによるもの以外は不用意に抑制するものではない．誤嚥時の咳嗽反射も誤嚥物を排出するための防御反応であるが，**鎮咳薬はこの誤嚥時の咳も抑制してしまうために誤嚥物の喀出が不十分になり，誤嚥性肺炎を引き起こす可能性を有している**（図4）[19]．

嚥下機能が良好な患者では大きな問題になることは少ないが，嚥下障害（誤嚥）があることがわかっている患者では極力処方を控えるべきである．持続的

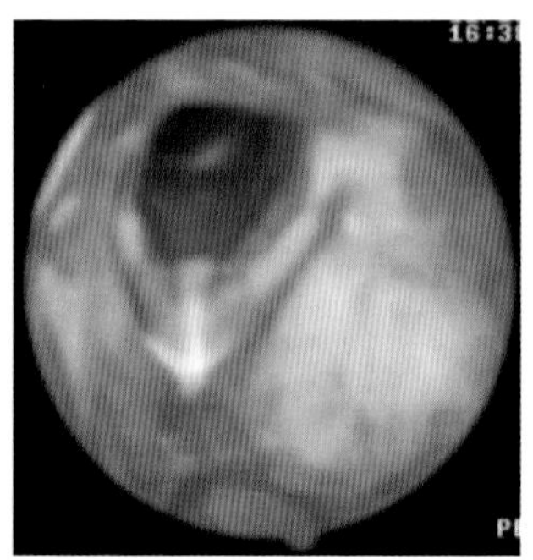

声帯を越えて気管内に牛乳が流れ込んでいる（誤嚥）が，咳嗽反射を認めなかった．鎮咳薬中止後は，誤嚥時の咳が認められるようになった．

図 4　**鎮咳薬服用中の患者の誤嚥（嚥下内視鏡）**

な咳嗽による睡眠障害や体力消耗などの二次的障害がある場合など，どうしても必要である場合には，誤嚥性肺炎のリスクが高まることを十分に理解したうえで処方する．

薬剤と嚥下の視点をもつ重要性

嚥下機能に影響を及ぼす薬剤に関する分野は，エビデンスがまだ十分ではなく，まだまだ臨床現場での試行錯誤が必要である．しかしながら，投薬内容を見直すことで嚥下機能が回復する患者が多いことは事実である．まずは「薬剤で嚥下機能の改善ができないか」，「薬剤が嚥下障害の原因になっていないか」という視点で投薬内容を検討するようにしたい．そうすることで予防できる誤嚥性肺炎は思いのほか多いはずである．

臨床エピソード⑧　鎮咳薬による誤嚥性の気管支肺炎（DAB）疑い

78歳 男性 ラクナ梗塞，脳血管性パーキンソン症候群 日常生活自立度：B-1

嚥下内視鏡にて食事の誤嚥を認めていたものの，誤嚥は少量で喀出できていたため肺炎に注意しながら経過をみていた．普段から唾液でもムセを認めるとのことであった．かかりつけ内科受診時に「夜間咳が酷くて眠れない」と訴えたところリン酸コデイン（60mg分3）が処方された．その日を境に37℃台の発熱を認めるようになった．咳嗽反射の低下による誤嚥性の気管支肺炎（DAB）の可能性を疑い，リン酸コデインを中止したところ発熱はみられなくなった．

文　献

1）日本老年医学会・編：高齢者の安全な薬物療法ガイドライン 2015. メジカルビュー社，2015
2）Sekizawa K, et al : ACE inhibitors and pneumonia. Lancet, 352 : 1069, 1998
3）Okaishi K, et al : Reduction of risk of pneumonia associated with use of angiotensin1 converting enzyme inhibitors in elderly inpatients. Am J Hypertens, 12 : 778-783, 1999
4）Sink KM, et al : Angiotensin-converting enzyme inhibitors and cognitive decline in older adults with hypertension : results from the Cardiovascular Health Study. Arch Intern Med, 169 : 1195-1202, 2009
5）Hicks BM, et al : Angiotensin converting enzyme inhibitors and risk of lung cancer: population based cohort study. BMJ, 363 : k4209, 2018
6）Nakagawa T, et al : Amantadine and pneumonia. Lancet, 353 : 1157, 1999
7）Yamaya M, et al : Antithrombotic Therapy for Prevention of Pneumonia. J Am Geriatr Soc, 49 : 687-688, 2001
8）Arai H, et al : A combination therapy of donepezil and cilostazol for patients with moderate Alzheimer disease: pilot follow-up study. Am J Geriatr Psychiatry, 17 : 353-354, 2009
9）Sakurai H, et al : Effects of cilostazol on cognition and regional cerebral blood flow in patients with Alzheimer's disease and cerebrovascular disease: a pilot study. Geriatr Gerontol Int, 13 : 90-97, 2013
10）Iwasaki K, et al : The effects of the traditional Chinese medicine, "Banxia Houpo Tang（Hange-koboku To）"on the swallowing refex in Parkinson's disease. Phytomedicine, 7 : 259-263, 2000
11）Iwasaki K, et al : A Pilot Study of Banxia Houpu Tang, a Traditional Chinese Medicine, for Reducing Pneumonia Risk in Older Adults with Dementia. J Am Geriatr Soc, 55 : 2035-2040, 2007
12）Nakashima T, et al : Nicergoline improves dysphagia by upregulating substance P in the elderly. Medicine, 90 : 279-283, 2011
13）Billioti de Gage S, et al Is there really a link between benzodiazepine use and the risk of dementia? Expert Opin Drug Saf, 14 : 733-747, 2015
14）藤井久彌子，他：高齢者の薬物療法の問題点；精神科領域疾患．臨床薬理，39 : 18-24, 2008

15) Herzig SJ, et al : Antipsychotics and the Risk of Aspiration Pneumonia in Individuals Hospitalized for Nonpsychiatric Conditions: A Cohort Study. J Am Geriatr Soc, 65 : 2580-2586, 2017
16) 杉下周平 , 他 : 非定型抗精神病薬が嚥下機能に与える影響 . 日本摂食嚥下リハビリテーション学会誌 , 18 : 249-256, 2014
17) Bondon-Guitton E, et al : Drug induced parkinsonism: a review of 17 years' experience in a regional pharmacovigilance center in France. Mov Disord, 26 : 2226-2231, 2011
18) Stell R : Botulinum toxin treatment of spasmodic torticollis, BMJ, 297 : 616, 1988
19) 佐々木英忠 : 高齢者肺炎における誤嚥性肺炎の重要性 . 日医雑誌 , 138 : 1777-1780, 2009

3 薬剤性口腔乾燥症

ESSENCE

- 口腔乾燥症の原因で最も多いのが薬剤性であり，原因薬剤は700種類以上といわれている．
- 口腔乾燥症の原因薬剤には，抗コリン薬，利尿薬，抗不安薬，抗パーキンソン病薬などがある．
- 口腔乾燥症を改善する薬剤には，ムスカリン性アセチルコリン受容体作動薬，リン酸一水素カリウム・無機塩類配合剤，アズレン，漢方薬，コリンエステラーゼ阻害薬，抗うつ薬，抗不安薬，睡眠薬，抗真菌薬がある．
- 口腔内乾燥症には，原因薬剤の変更・減量のほか，保湿剤の使用や運動・食事・マスク・部屋の加湿・水分補給などの生活指導が有効な場合もある．
- パーキンソン病や筋萎縮性側索硬化症（ALS）の唾液分泌過多に対しては，スコポラミン軟膏による唾液分泌抑制する方法が報告されている．

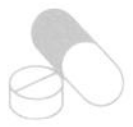

口腔乾燥症とは

わが国の口腔乾燥症の患者数は約800万人（潜在患者3,000万人）にのぼり，増加傾向にあるといわれている．口腔乾燥症は，唾液分泌量の低下だけでなく，口腔粘膜の保湿能力の低下や過剰な蒸発が原因となる．一方で，実際には唾液分泌量の低下や口腔粘膜の保湿能力の低下などはないものの，口腔乾燥感を感じるという患者も含まれる（表1）．

口腔乾燥症の原因は，精神的なストレスやシェーグレン症候群，放射線治療後，咀嚼機能の低下，重度の糖尿病，更年期障害，鼻疾患，腎障害，加齢など

表1　口腔乾燥症とは

- 唾液分泌量の低下
- 口腔粘膜の保湿能力の低下
- 過剰な蒸発
- 口腔乾燥感

唾液分泌量の低下だけでなく，口腔粘膜の保湿能力の低下や口腔乾燥を感じるなども含まれる．

表2　口腔乾燥症の原因

・薬剤の副作用	・更年期障害
・シェーグレン症候群	・腎不全
・精神的ストレス	・鼻疾患
・咀嚼機能の低下	・重度の糖尿病
・加齢	・絶食　　　　など

口腔乾燥症の原因はさまざまであり，原因が複数である患者も多い．

表3　添付文書に口腔乾燥症・口渇が報告されている薬剤

・抗うつ薬	・抗てんかん薬
・抗不安薬・睡眠薬	・降圧薬
・抗精神病薬	・鎮痛薬，片頭痛薬
・抗パーキンソン病薬	・抗アレルギー薬
・消化性潰瘍治療薬	・気管支拡張薬
・排尿障害治療薬	・抗がん薬
・抗不整脈薬	

多剤服用による口腔乾燥症も多いが，単剤でも口腔乾燥症を来すこともある．

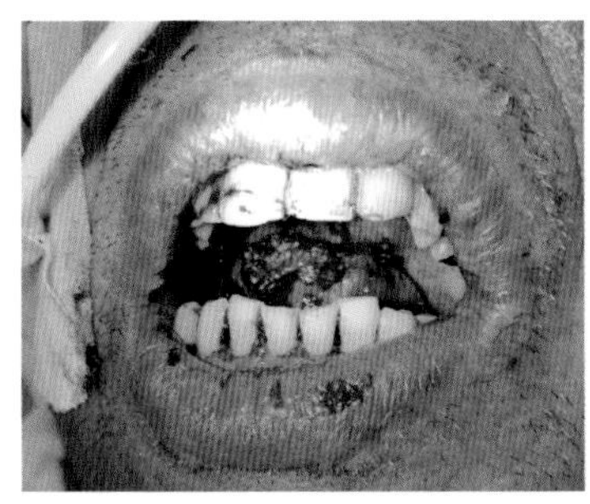
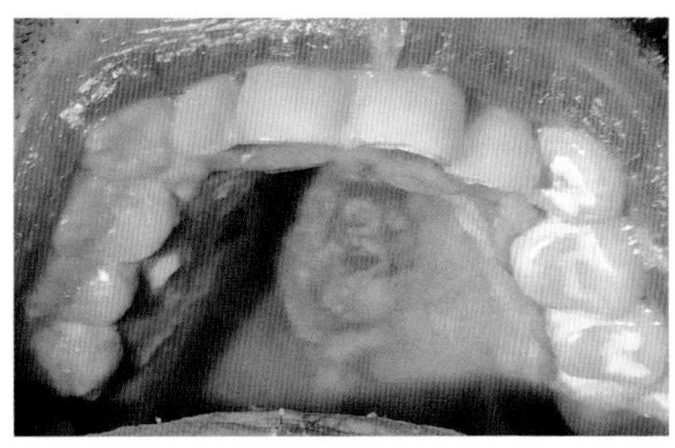

舌や口蓋に血液や痂皮が付着している．

図1　経口摂取していない患者の口腔内

多岐にわたるとされている（表2）．そのなかでも**薬剤の副作用によるものが最も多く，「口腔乾燥症」や「口渇」が副作用にあげられる薬剤は700種類以上ともいわれている**（表3）．また，重度の嚥下障害で経口摂取していない患者では，舌や口蓋に痰や剥離上皮，血液，痂皮などが付着したままになる（図1）

など，口腔乾燥感が増悪する場合が多い．経口摂取している患者でも，重度の口腔乾燥症があるために食塊形成ができず，多量の食渣の口腔内残留や嚥下困難となる場合もある．本項では口腔乾燥症を引き起こす薬剤だけでなく，唾液の役割や口腔乾燥症を改善する薬剤，口腔乾燥症への対応法に加え，唾液分泌過多についても説明する．

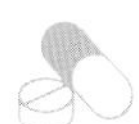

唾液の役割

唾液は耳下腺，顎下腺，舌下腺とよばれる大唾液腺（図2）と，口唇，頬，舌，口蓋に分布する小唾液腺にある腺房細胞で作られ，1日約800～1,500mL分泌される．腺房細胞には，さらさらした唾液を産生する漿液性細胞とネバネバした唾液を産生する粘液性細胞がある．耳下腺はすべて漿液性，顎下腺は漿液性と粘液性の混合性，舌下腺は主に粘液性の唾液を産生している．小唾液腺はほとんどが混合性であるが，部位によっては漿液性，粘液性のものもある．唾液は99.5％の水とアミラーゼなどの消化酵素やムチン，免疫グロブリンなどの糖タンパク，塩類や炭酸などの無機質などから構成されており，食塊形成作

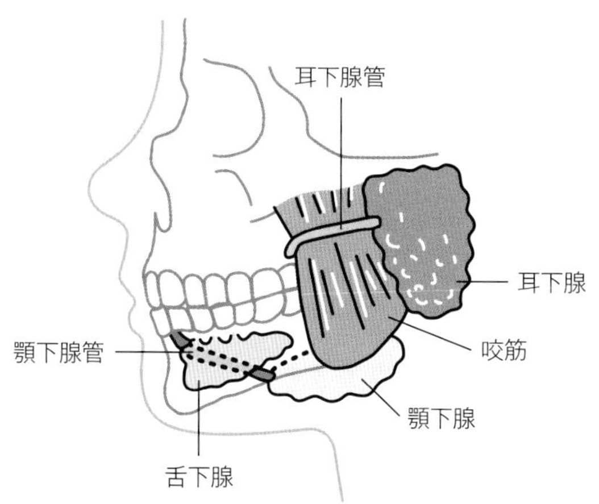

耳下腺，顎下腺，舌下腺があり唾液の約90%は大唾液腺から分泌される．

図 2　**大唾液腺**

表4　唾液の役割

食塊形成作用	歯で咬まれて小さくなった食べ物に混和され，表面をコーティングすることで嚥下しやすい形態（食塊）を作る
溶解作用	食物の味物質を溶解し，味を感じる味蕾の味細胞への吸着を促進する
粘膜保護作用	ムチンにより辛いものや硬いもの，熱いものなど刺激の強いものから粘膜を保護する．成長因子により傷付いた口腔粘膜の治癒を促進する
潤滑作用	粘膜を湿らせ滑りをよくすることで，発音時や食事時の舌や口唇，頬の運動を円滑にする
自浄作用	食べかすや歯垢，剥離した粘膜上皮などを洗い流す
消化作用	アミラーゼによりデンプンをマルトースにまで分解する
抗菌作用	口腔外からの異物や細菌の侵入の予防および齲蝕原性細菌や歯周病原性細菌，肺炎球菌などの口腔内の細菌などの増殖を抑制する
緩衝作用	飲食や胃食道逆流により酸性に傾いた口腔内，食道を中和する
再石灰化作用	飲食により溶けかかった歯の表面のカルシウムやリン酸イオン濃度を高めて歯の溶解を防ぐ

表5　唾液分泌低下が引き起こす症状

- 舌痛症
- 齲蝕，歯周病
- 粘膜疾患
- 異常乾燥感
- 口腔不快感
- 上部消化器障害
- 感染症
- 口臭
- 摂食嚥下障害

さまざまな症状が出現するが，口腔不快感を主訴とする患者が多い．

用，溶解作用，粘膜保護作用，潤滑作用など多くの役割を果たす（表4）．そのため，分泌が低下することでさまざまな症状が出現する（表5）[1]．

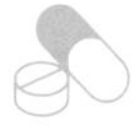

口腔乾燥症を引き起こす薬剤

唾液腺の神経支配は，自律神経系による二重支配となっている（図3）[2]．副交感神経終末から分泌されるアセチルコリンは，ムスカリン受容体を活性化す

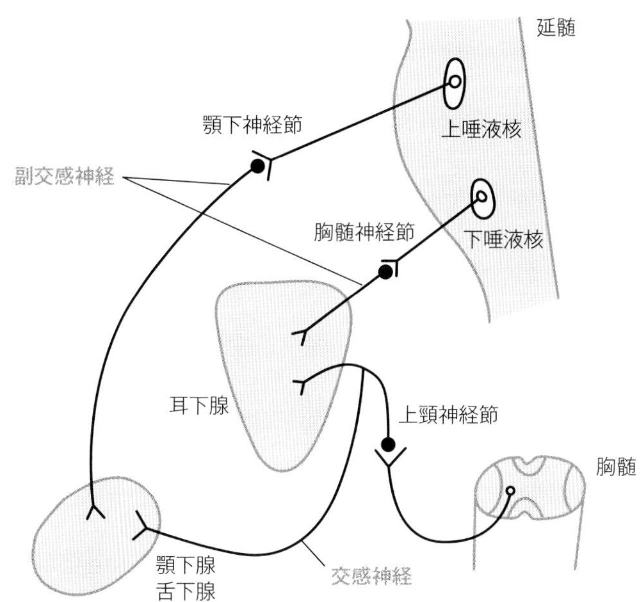

交感神経，副交感神経の二重支配となっている．

図 3　**大唾液腺の神経支配**

ることにより水分と無機質を含む唾液を大量に分泌する．そのため，**副交感神経を遮断する抗コリン薬は唾液分泌の低下を引き起こす**[1)]．一方，交感神経終末から分泌されるノルアドレナリンは，βアドレナリン受容体を活性化することにより唾液分泌を促す．しかしながら，その唾液は糖タンパクを含む粘稠性が高い唾液であり，もともと少量であるため，交感神経を遮断する抗アドレナリン作動薬では口腔乾燥症を来すことはほぼない．反対に**アドレナリン作用薬で唾液の粘稠度が上がるために口腔乾燥感が増す**こともある．

唾液分泌を低下させる薬剤だけでなく口腔粘膜に侵襲を与える薬剤も数種類あり，口腔乾燥症が出現する（表6）．

1．抗コリン薬

抗コリン薬は多くの臓器に作用するため，さまざまな症状に対して処方されるが，有害事象として口腔乾燥症を発現することが多い薬剤である．口腔乾燥

表 6　口腔乾燥症を引き起こす薬剤

分類			薬剤
抗コリン薬	抗うつ薬	三環系抗うつ薬	クロミプラミン（アナフラニール®），アミトリプチリン（トリプタノール®），イミプラミン（イミドール®，トフラニール®）など
		四環系抗うつ薬	ミアンセリン（テトラミド®），セチプチリン（テシプール®），マプロチリン（ルジオミール®）など
		SSRI	パロキセチン（パキシル®），セルトラリン（ジェイゾロフト®），エスシタロプラム（レクサプロ®），フルボキサミン（デプロメール®，ルボックス®）
		SNRI	デュロキセチン（サインバルタ®），ミルナシプラン（トレドミン®），ベンラファキシン（イフェクサー®SR）
	頻尿・過活動膀胱治療薬		プロピベリン（バップフォー®），ソリフェナシン（ベシケア®）など
	抗ヒスタミン薬	第一世代	ジフェンヒドラミン（レスタミン®），シプロヘプタジン（ペリアクチン®），クロルフェニラミン（ポララミン®）など
		第二世代	レボセチリジン（ザイザル®），オロパタジン（アレロック®），フェキソフェナジン（アレグラ®）など
	気管支拡張薬	吸入抗コリン薬	チオトロピウム（スピリーバ®），イプラトロピウム（アトロベント®），グリコピロニウム（シーブリ®）など
利尿薬	ループ利尿薬		フロセミド（ラシックス®），アゾセミド（ダイアート®），トラセミド（ルプラック®）など
	サイアザイド系（類似）利尿薬		ヒドロクロロチアジド，トリクロルメチアジド（フルイトラン®），インダパミド（ナトリックス®），トリパミド（ノルモナール®）など
	カリウム保持性利尿薬		カンレノ酸カリウム（ソルダクトン®），スピロノラクトン（アルダクトン®A），トリアムテレン（トリテレン®）など
	浸透圧性利尿薬		マンニトール（マンニットール®）など
抗不安薬	ベンゾジアゼピン系抗不安薬	短時間型	エチゾラム（デパス®），クロチアゼパム（リーゼ®），フルタゾラム（コレミナール®）
		中間型	アルプラゾラム（ソラナックス®，コンスタン®），ブロマゼパム（セニラン®，レキソタン®），ロラゼパム（ワイパックス®）
		長時間型	オキサゾラム（セレナール®），クロキサゾラム（セパゾン®），クロルジアゼポキシド（コントール®，バランス®），ジアゼパム（セルシン®，ホリゾン®），メキサゾラム（メレックス®），メダゼパム（レスミット®）など
		超長時間型	フルトプラゼパム（レスタス®），ロフラゼプ（メイラックス®）
抗パーキンソン薬	レボドパ含有製剤		レボドパ・カルビドパ（ネオドパストン®，メネシット®，デュオドーパ®），レボドパ・カルビドパ・エンタカポン（スタレボ®），レボドパ・ベンセラジド（マドパー®，イーシー・ドパール®，ネオドパゾール®）
	抗コリン薬		トリヘキシフェニジル（アーテン®），マザチコール（ペントナ®），ピロヘプチン（トリモール®）など
その他			アルキル化薬，代謝拮抗薬，ステロイド含有軟膏など

症以外にも高齢者では認知機能の低下に留意する．

(1) 抗うつ薬

三環系抗うつ薬（クロミプラミンなど）は，セロトニンとノルアドレナリンの再取り込みを阻害するが，アセチルコリン受容体も遮断されるため，抗コリン作用が強く出現する．抗うつ薬として，その他に四環系抗うつ薬（ミアンセリンなど），選択的セロトニン再取り込み阻害薬（SSRI）（パロキセチン，セルトラリンなど）やセロトニン・ノルアドレナリン再取り込み阻害薬（SNRI）（デュロキセチンなど）などでは抗コリン作用は少ないとされている．**臨床的に口腔乾燥の出現頻度は，三環系抗うつ薬＞＞四環系抗うつ薬＞SSRI＞SNRIであるとされている**[3)]が，抗不安薬，睡眠薬などと併用されていると作用が相乗され症状が強くなる．

(2) 排尿障害治療薬

頻尿・過活動膀胱治療薬（プロピベリン，ソリフェナシンなど）は抗コリン作用が強く，唾液分泌を低下させる．加えてこれらの薬剤を服用している患者は高齢者が多く，「頻繁にトイレに行きたくない」という理由で水分摂取を控える傾向にあり，そのため口腔乾燥が増悪される．

(3) 抗ヒスタミン薬

抗ヒスタミン薬はアセチルコリン受容体も遮断するため，唾液分泌を抑制する．強い抗コリン作用をもつ第一世代（ジフェンヒドラミン，シプロヘプタジンなど）と比較し，第二世代の抗ヒスタミン薬（レボセチリジン，オロパタジンなど）は抗コリン作用が弱いとされている．ただ，まったく抗コリン作用がないわけではなく，花粉症治療に用いられる**OTC医薬品であっても口腔乾燥感を訴える患者もいる**ため，医療用医薬品以外に服用されている薬剤の有無も確認する．

(4) 気管支拡張薬

気管支拡張作用を有する吸入抗コリン薬（チオトロピウム，イプラトロピウムなど）は唾液分泌抑制作用が強い．また，追加的な気管支拡張作用が必要となる場合に用いられる経口β_2刺激薬は短時間作用性，長時間作用性ともに唾液分泌抑制作用は少ない．

気管支拡張薬とは異なるが，気管支喘息に対して気管支拡張薬と併用されることの多い**吸入ステロイドは，口腔カンジダ症を発症することが多く，口腔乾燥感などが増悪される**ため，吸入後の含嗽の指導は徹底する．

2. 利尿薬

ループ利尿薬（フロセミド，アゾセミドなど）やサイアザイド系（類似）利尿薬（ヒドロクロロチアジド，トリパミドなど）は，腎臓では電解質と水の動きを制限し，再吸収を抑制することで尿量を増加させる．唾液腺でも電解質や水の動きを制限し，その結果，唾液の生成や分泌が抑制される．浮腫のある患者で用いられることの多い**ループ利尿薬は利尿効果が強く，口腔乾燥症が最も生じやすい**．サイアザイド系利尿薬は降圧作用が強く口腔乾燥症が生じやすいが，カリウム保持性利尿薬は比較的利尿効果は少なく口腔乾燥症が生じることも少ない．

マンニトールなどの浸透圧性利尿薬では，血清浸透圧を高めるため腺房細胞への水の供給が減少し，唾液の生成が減少する．

3. 抗不安薬

ベンゾジアゼピン系抗不安薬（エチゾラム，アルプラゾラムなど）では，抗コリン作用による中枢神経の抑制だけでなく，腺房細胞にある抑制系のGABA受容体などを活性化するために唾液の生成を抑制する．しかしながら，唾液分泌の低下はないものの口腔乾燥感のみが強い患者では，不安感の軽減のためバランスをみながら服用の継続を勧めることも多い．

4. 抗パーキンソン病薬

特にレボドパ含有製剤（レボドパ・カルビドパなど）ではシナプス間隙のドパミン増加が起こり，ドパミンがノルアドレナリン，ノルアドレナリンがアドレナリンとなり，顎下神経節の節後細胞の受容体に作用し，神経伝達物質が抑制されることで唾液分泌が低下する．しかしながら，もともとパーキンソン病では唾液分泌過多となり，唾液の処理が難しいことのほうが問題となることが多く，**抗パーキンソン病薬による唾液分泌低下の訴えは少ない**．振戦などの初期症状に対し，トリヘキシフェニジルなど口腔乾燥症を来す抗コリン薬を処方する場合もあるが，高齢者に対しては認知機能の低下を来すこともあり注意が必要である．

5．その他

抗がん薬として用いられるアルキル化薬や代謝拮抗薬などは，口腔粘膜に侵襲を与え口内炎が多発し，口腔乾燥感などが出現する．口内炎に対して処方されるステロイド入りの軟膏は，広範囲に塗布し続けるとカンジダが増殖し，乾燥症状が強くなる可能性がある．

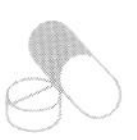

口腔乾燥症を改善する薬剤

唾液の分泌を促す薬剤と，口腔粘膜の保湿効果を高める薬剤がある．唾液分泌を促すためにはムスカリン性アセチルコリン受容体を活性化させる必要がある．コリン作動作用をもつ薬剤は唾液の分泌を促す．ただし，保険適用がシェーグレン症候群や頭頸部放射線治療による口腔乾燥症に限定されている薬剤が大部分を占める．

1．ムスカリン性アセチルコリン受容体作動薬

(1) セビメリン（サリグレン®，エボザック®）

唾液腺に分布するムスカリン性アセチルコリン受容体（M3型）を刺激することで，副交感神経に働きかけて唾液の分泌を促進する．保険適用はシェーグレン症候群による口腔乾燥症に限定されている．

(2) ピロカルピン（サラジェン®）

セビメリンと同様，唾液腺に分布されるM3型を刺激することで副交感神経に働きかけ，唾液の分泌を促進する．保険適用はこれまでは頭頸部の放射線治療に伴うものだけであったが，2007年以降シェーグレン症候群による口腔乾燥症にまで広がった．

セビメリン，ピロカルピンはともに，多汗や消化管症状の副作用が出現しやすい．そのため1日1回の服用から開始し，効果と副作用を確認したうえで服用回数を増加させる．また，**薬剤を内服するのではなく含嗽に用いるという口腔リンス法がある**[4), 5)]．口腔リンス法とは，薬剤（セビメリンはカプセルの中身，ピロカルピンは顆粒）を水に溶かし，水溶液10〜20 mLを1〜2分間口腔内に含んでから吐き出す方法であり，副作用の軽減に有効である．

2. リン酸一水素カリウム・無機塩類配合剤（サリベート®）

シェーグレン症候群，頭頸部の放射線治療後に適用となっている国内唯一の人工唾液（医療用医薬品）である．口腔乾燥感があるときなど1日4〜5回スプレーを噴霧する．特有の味があるため，使用が難しい患者もある．その場合は，薬剤ではないが味が改善されている口腔化粧品の保湿ジェルや保湿スプレー（後述）の使用を勧める．

3. アズレン（アズノール®）

口腔内の炎症を抑える効果があり，含嗽薬として用いられる．含嗽薬といえば，以前はポビドンヨードがよく処方されていたが，そのなかに含まれるアルコールが口腔乾燥症を増悪させるため，口腔乾燥症の患者では使用は控えることが望ましいとされている．アズレンは唾液分泌が促進されるわけではないが，アルコールは含んでおらず舌や上顎粘膜の灼熱感の軽減には有効である．

4. 漢方薬[6)]

口腔乾燥症そのものに対しては，白虎加人参湯，五苓散，滋陰降火湯がよく用いられている．特に白虎加人参湯は，薬剤性口腔乾燥症に効果があるとされている．五苓散は，舌に歯の痕がついている，唾液の粘性が高いなど，浮腫傾向にある場合の利水効果が期待されている．滋陰降火湯は，喉に潤いがなく，咳を出しにくいなど身体の乾燥傾向がある場合に用いる．その他，ストレスや体力の低下など体質改善を目的に十全大補湯や八味地黄丸，当帰芍薬散などが用いられる．咽頭などの粘膜の違和感には麦門冬湯，柴朴湯などが処方される．漢方薬の効果は，即効性のものもあれば，効果出現までに2週間～半年以上を要することもあるため，経過観察が必要となる．

5．コリンエステラーゼ阻害薬

ドネペジル（アリセプト®），ガランタミン（レミニール®）など抗認知症薬は，アセチルコリンの分解を抑制することでコリン作動作用をもつため，唾液の分泌が促進される．流涎を認める認知症患者では，唾液の嚥下困難で片づけられてしまいがちである．**薬剤の影響で唾液分泌量が増加している可能性も考慮すべき**である．

6．抗うつ薬，抗不安薬，睡眠薬

ストレスで交感神経が優位になると，相対的に副交感神経が抑制され，唾液分泌の低下につながる．抗コリン作用をもたない抗うつ薬，抗不安薬および睡眠薬を適切に服用することで神経の緊張を低下させ，唾液分泌が促されて口腔乾燥感が軽減する患者も認められる．

7．抗真菌薬

唾液分泌量の低下が長期間にわたる患者や，ステロイド軟膏の塗布やステロイド吸引などを行った患者では口腔カンジダ症が生じることがある（図4）．カンジダが繁殖すると，口腔乾燥感や苦味，ヒリヒリ感などが増悪する．カンジダを抑制するために，アムホテリシンB（ファンギゾン®），ミコナゾール（フロリード®），イトラコナゾール（イトリゾール®）などで症状を軽減させる．内服薬は併用注意，禁忌の薬剤が多いため，処方時には他の服用薬の確認が必須である．

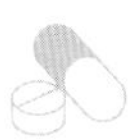

口腔乾燥症への対応

1．薬剤の整理，変更

口腔乾燥症を引き起こす薬剤については，薬剤の変更や減量が可能な場合は

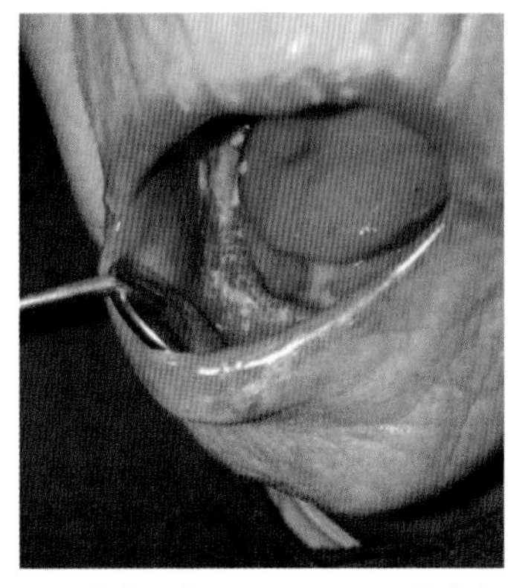

下顎義歯の内面にステロイド軟膏を塗布して使用していた患者．歯槽に沿って白苔を認める．

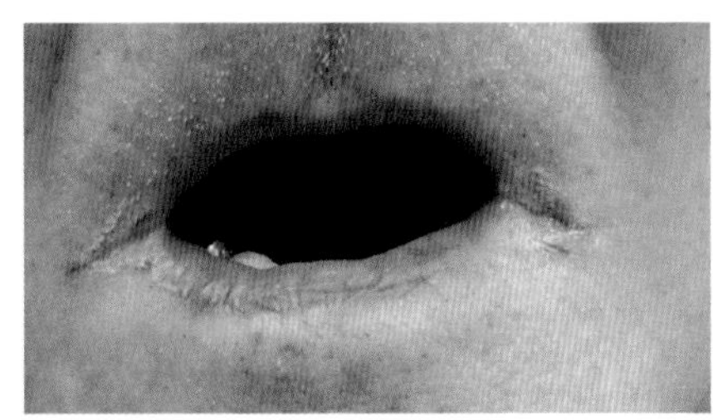

両側性の口角炎の患者．これも口腔カンジダ症の症状である．

図4　**口腔カンジダ症**

口腔乾燥症の発現頻度が少ないものへの変更や減量，口腔乾燥症を改善する薬剤の処方などを考慮する．

2. 保湿剤の紹介（図5）

リン酸一水素カリウム・無機塩類配合剤（人工唾液）とは異なり薬剤ではないため，処方箋は不要で薬局やインターネットなどで800～2,000円程度で市販されている．大部分は口腔化粧品に分類されており，性状はジェル状とスプレー型があり，さまざまな風味を選択できるという利点がある．ジェル状のものは粘稠度が高く保湿力も高い反面，ネバつくなどの不快感につながることもある．スプレー型のものはジェル状よりも粘稠度が低く持ち運びも可能なため，日常生活のなかで使いやすいとされている．昼間はスプレー型，睡眠前はジェル状など使い分けも有効である．使用上の注意は，「①口腔内を清潔にし，潤してから塗布する，②スポンジブラシや指，舌を使って，舌，口蓋，頬粘膜など口腔内全体に塗布する，③塗布時に小唾液腺を刺激することで唾液分泌を促すこともできる」などがある．

要介護度の高い患者，経口摂取していない患者で，口腔粘膜に剥離上皮や痰の付着が認められる場合は，口腔ケア時の粘膜からの出血予防として保湿剤で

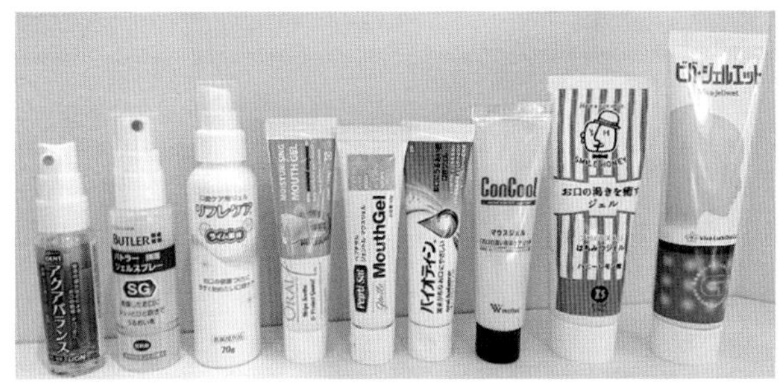

形状はジェルタイプやスプレータイプがある．味や粘稠度もさまざまあるため，症状，使用機会，嗜好などを考慮し選択する．

図 5　**保湿剤**

剥離上皮や痰を軟らかくしてから除去する，除去後に口腔粘膜に塗付することでケアしやすい状態を保つなどの目的で使用することも多い．

3．生活指導

日常的な生活習慣を変更することにより，症状が軽減する場合もある（図6）．

(1) 軽度の運動

精神的なストレスが加わると交感神経が優位になり，粘稠性の高い唾液が多く分泌される．リラックスをするために軽度の運動や深呼吸を行う．指導直後は運動そのものがストレスになることもあるが，習慣になることで効果が得られやすくなる．

(2) 咀嚼が必要な食事やガム咬み

咀嚼することで耳下腺が刺激され，唾液の分泌を促す．義歯につきにくいガムなども販売されている．ガムの咀嚼が困難な場合は，昆布を口に含むことも有効な場合がある．

(3) マスクの装着

呼気に含まれる水分が吸気の乾燥感を軽減する．特に夜間の口腔乾燥感には有効である．

(4) 部屋の加湿

加湿器の使用や濡れたタオルなどを部屋に干す．特に，冬場は空気が乾燥し

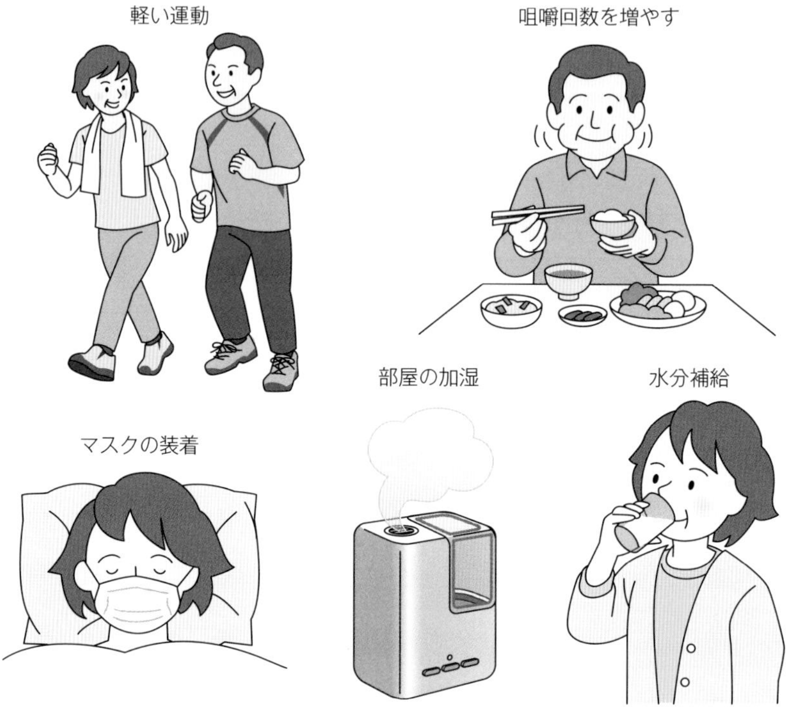

軽い運動

咀嚼回数を増やす

部屋の加湿

水分補給

マスクの装着

簡単に日常生活に取り入れ，継続できるものから始めることが望ましい．

図6　**生活指導**

ているうえに暖房器具を使用することで部屋の空気が乾燥する．部屋を加湿することで口腔だけでなく咽頭の乾燥の軽減にも効果がある．

(5) 水分補給

一気に水分を嚥下するのではなく，水分を口腔内に含んで頬や口唇の内側などに行きわたらせてから嚥下する．誤嚥性肺炎のリスクが高く，経口摂取していない患者では水分摂取は困難となるため，スポンジブラシに水分を含ませて湿らせる．

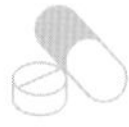

唾液分泌過多

口腔乾燥症により食塊形成が困難となり，嚥下障害を生じることは前述のとりである．一方で，パーキンソン病や筋萎縮性側索硬化症（amyotrophic lateral sclerosis；ALS）など唾液の分泌が多い，唾液を嚥下できないことが問題となる患者も認められる．唾液を嚥下できずに口腔外へ流出する流涎は，整容面の低下だけでなく，ベッド上で体位変換などが困難な患者であれば，「よだれかぶれ」とよばれる接触性皮膚炎などの原因となる．多すぎる唾液が食物の嚥下を妨げる場合や唾液による誤嚥性肺炎などもあり，唾液分泌を抑制することが望まれる患者もいる．**抗コリン薬を唾液の分泌低下を目的に服用するという方法も考えられる**．しかしながら，2015年に日本老年医学会から発表された「高齢者の安全な薬物療法ガイドライン2015」において，抗コリン薬は「特に慎重な投与を要するリスト」にあげられており，認知機能低下，便秘や排尿障害などに注意が必要である[7)]．

このような患者に対し，**スコポラミン軟膏5%を含んだ絆創膏を耳下腺付近（耳介後部の乳様突起付近や顎下部）に貼付する**（図7）**ことで，唾液分泌を抑制する方法も報告されている**[8)]．スコポラミン軟膏は市販されておらず，各薬局で調合し（スコポラミン臭化水素酸塩水和物1gと親水性軟膏20gを混合），医師の裁量で使用する必要があることから，現時点ではあまり用いられていないが，今後使用は拡大すると思われる．しかしながら，局所適用であったとしても全身に作用することもあり，前述のような副作用に注意しながらの使用が

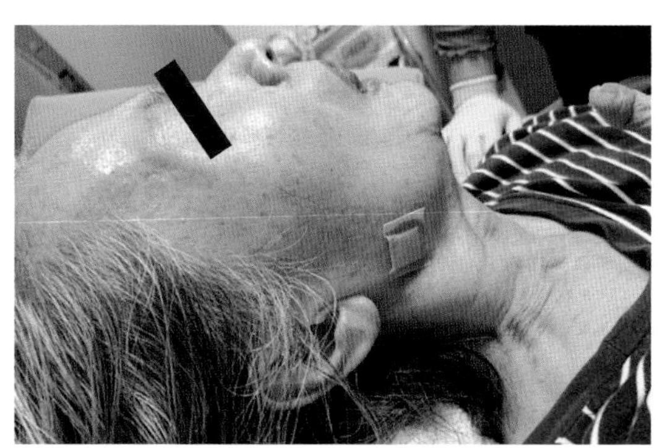

スコポラミン軟膏5%を含んだ絆創膏を耳下腺付近に貼りつけることで唾液分泌を抑制する．

図7　**スコポラミン軟膏を含んだ絆創膏の貼付**

望まれる．

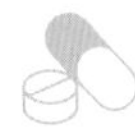

口腔乾燥症の治療目標

口腔乾燥感や口腔不快感などからくる精神的な苦痛は患者にとっては大きいものである．薬剤性口腔乾燥症では，服用中止が奏効することもある．しかしながら中止できない薬剤もあり，その場合は対症療法となる．口腔乾燥の治療は症状の消失を目指すのではなく，口腔乾燥症を生じるメカニズムを理解し，強い症状を少しでも軽減する方法を習得するなど，口腔乾燥症と適度に付き合えるようになることを目指さざるをえない場合がある．

その一方で，要介護患者や嚥下障害患者では口腔乾燥感よりも唾液分泌が低下し，口腔内が不潔になることや経口摂取が制限されることで，誤嚥性肺炎や栄養不良など生命を脅かす可能性がある．この場合は口腔ケアや食支援などの対応が必須となる．

文　献

1）稲永清敏，他：唾液の重要性；今日からはじめる！口腔乾燥症の臨床 この主訴にこのアプローチ（安細敏弘，他・編著）．医歯薬出版株式会社，pp6-10，2008

2）稲永清敏：加齢による体液恒常性の変化と口腔乾燥症とのかかわり．歯界展望，100：33-38，2002

3）河野えみ子：薬剤と口腔乾燥症．エントーニ，65：13-17，2006

4）中村誠司：シェーグレン症候群に伴う口腔乾燥症に対する塩酸セビメリンの使用方法；特に口腔リンス法について．医薬ジャーナル，40：1541-1545，2004

5）山村幸江：日常臨床におけるドライマウスの取り扱い．口腔・咽頭科，24：39-44，2011

6）柿木保明：疾患と漢方；歯科医師・歯科衛生士のための舌診入門（柿木保明，他・編著）．ヒューロン・パブリッシャーズ，pp190-194，2001

7）日本老年医学会 日本医療研究開発機構研究費・高齢者の薬物治療の安全性に関する研究研究班・編：高齢者の安全な薬物療法ガイドライン 2015. メジカルビュー社，2015

8）荻野美恵子：スコポラミン軟膏の有用性の研究．難治性疾患克服研究事業「特定疾患患者の生活の質（Quality of Life, QOL）の向上に関する研究」平成 21 年度総括・分担研究報告書，pp49-50，2010

第4章

誤嚥性肺炎への投薬
——誤嚥と肺炎

1 誤嚥性肺炎の基礎知識

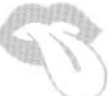

- 肺炎による死亡者の95％以上が65歳以上の高齢者であり，その多くが誤嚥性肺炎である．
- 肺炎は，罹患場所によって院内肺炎（HAP），医療・介護関連肺炎（NHCAP），市中肺炎（CAP）に分類され，起因菌の種類や重症度，予後が大きく異なる．
- 誤嚥によって起こる肺の障害には，誤嚥性肺炎，誤嚥性肺臓炎，びまん性嚥下性細気管支炎（DAB）があり，経過や治療方針が異なるが，すべて誤嚥性肺炎として画一的な対応が行われていることが多い．

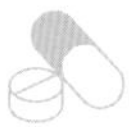

誤嚥性肺炎の実態

超高齢社会へと突入した現代の日本において，高齢者の肺炎は最も頻繁に遭遇する疾患の一つである．高齢になるに従い，受療率・罹患率とともに肺炎の死亡率は上昇する（図1）．肺炎による年齢階級別死亡者数では，全体の95％以上を65歳以上の高齢者が占めている．

高齢者の肺炎は，その多くが誤嚥性肺炎とされている．誤嚥性肺炎の発症に嚥下障害が大きく影響を及ぼすことについては，周知のとおりであろう．

本章では，誤嚥性肺炎とその治療・予防について解説する．はじめに，理解するために必要な誤嚥性肺炎の定義，分類や診断などについても併せて解説する．

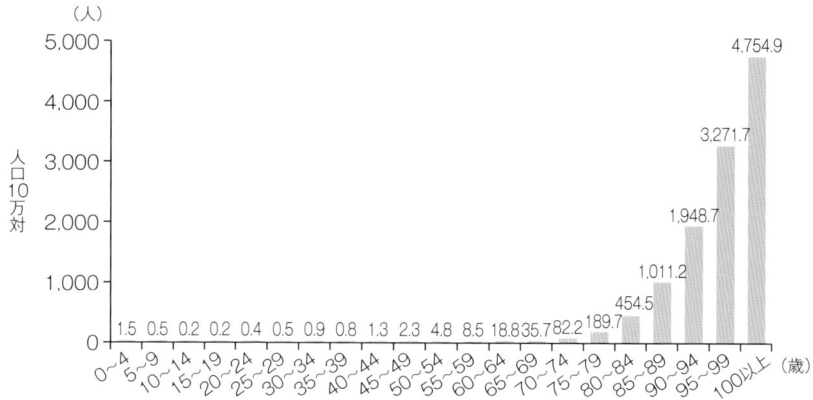

図1　**わが国における肺炎の年齢階級別死亡率**

〔日本呼吸器学会成人肺炎診療ガイドライン2017作成委員会・編：成人肺炎診療ガイドライン2017. 日本呼吸器学会, 2017より〕

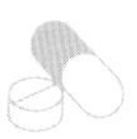

肺の解剖生理と肺炎の分類

肺は空気中から得た酸素を体内に取り込み，老廃物である二酸化炭素を空気中に排出する（呼吸）役割をもつ，生体の最も重要な臓器の一つである．鼻から喉頭，気管を経て左右の気管支に吸入された空気は，計23回の分岐を繰り返しながら末梢部まで到達し，ガス交換を行う（図2）．その末梢部は，肺胞上皮と含気空間からなる肺胞腔（肺実質）と，毛細血管や支持組織からなる間質で形成されている．一般に**肺胞腔に炎症の主体があるものを肺炎，間質に炎症の主体があるものを肺臓炎と称する**（図3）．

肺胞腔に炎症が強く惹起される病態は，ほとんどが病原微生物によるもので，急性に発病する．すなわち，肺炎とは，病原微生物による肺の急性・炎症性疾患と定義される．診断は，問診，診察所見，血液検査所見，胸部X線検

MEMO　肺炎と肺臓炎

肺胞腔に炎症の主体があるものを肺炎，間質に炎症の主体があるものを間質性肺炎，両者に等しく病変がある場合を肺臓炎と分類する場合もある．

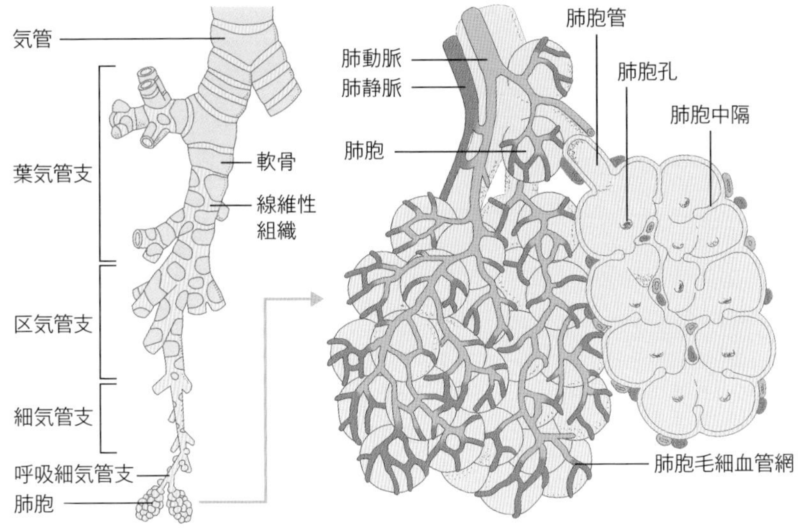

図2　**肺の構造**

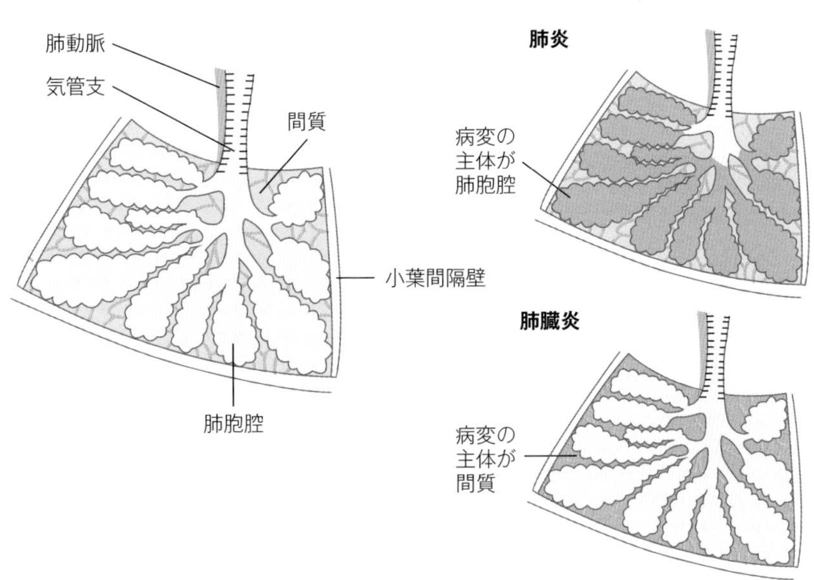

図3　**肺末梢部の炎症性疾患**

査・CT検査所見などから総合的に判断する．症状として，咳嗽，喀痰，呼吸困難，胸痛といった呼吸器症状と，発熱，倦怠感，食思不振，意識障害といった全身症状が認められる．血液検査所見では白血球増多や炎症反応（CRPの上昇など）が認められ，胸部X線検査では浸潤影がしばしばみられる．

肺炎は，主に罹患場所によって分類され，市中肺炎（community-acquired pneumonia；CAP），院内肺炎（hospital-acquired pneumonia；HAP），医療・介護関連肺炎（nursing and healthcare-associated pneumonia；NHCAP）に大別されている（図4）．

これは，起因菌の種類や重症度・予後が大きく異なるという理由から，**病院外で日常生活をしている人に発症する肺炎**（CAP）と**入院後48時間以上が経過した患者に新たに発現した肺炎**（HAP）の2つのタイプに分類され，その後CAPに含まれる患者群のなかで，**医療ケアと関連が深く薬剤耐性菌が起因菌である予後不良群が新たに医療ケア関連肺炎**（healthcare-associated pneumonia；HCAP）と分類された．このHCAPという分類はまず米国のガイドラインで提唱され，その後世界的に広がりをみせた．これを**わが国の医療事情に合わせた**ものが，NHCAPである（表1）．

日本呼吸器学会の「成人肺炎診療ガイドライン2017」[1)] は，これまでCAP・

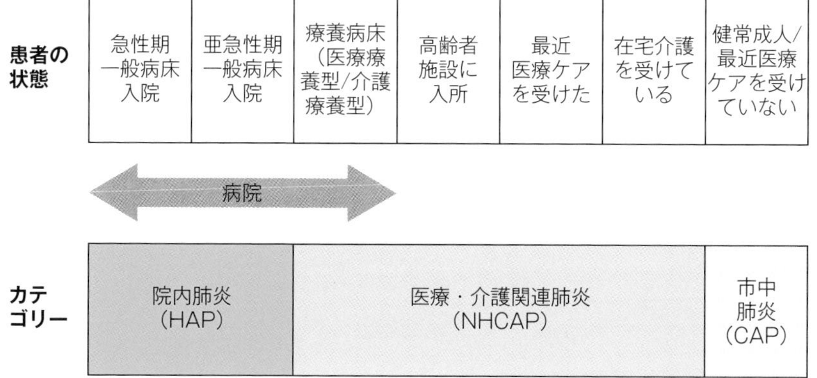

図4　**肺炎の分類**

〔日本呼吸器学会成人肺炎診療ガイドライン2017作成委員会・編：成人肺炎診療ガイドライン2017. 日本呼吸器学会, 2017より一部改変〕

表1　**NHCAPの定義**

下記のいずれかに該当する人に生じた肺炎
1. 長期療養型病床群（精神科病床も含む）もしくは介護施設に入所している
2. 90日以内に病院を退院した
3. 介護（performance status 3*以上）を必要とする高齢者，身体障害者
4. 通院にて継続的に血管内治療（透析，抗菌薬，化学療法，免疫抑制薬など）を受けている

＊：performance status（PS）3：限られた自分の身の回りのことしかできない，日中の50%以上をベッドか椅子で過ごす

〔日本呼吸器学会成人肺炎診療ガイドライン2017作成委員会・編：成人肺炎診療ガイドライン2017. 日本呼吸器学会, 2017より〕

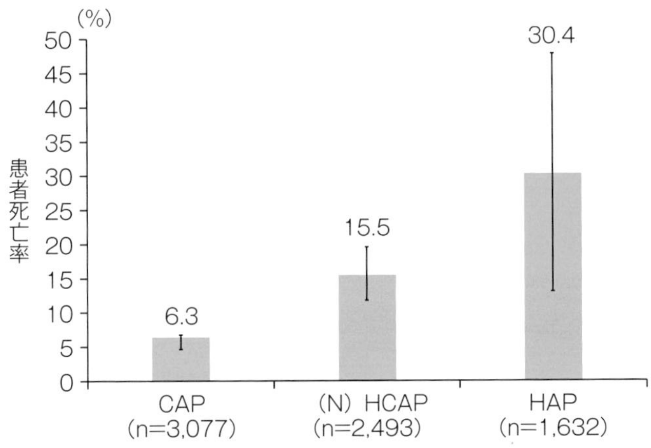

図5　**わが国における肺炎群別の死亡率の比較（システマチックレビュー）**

〔日本呼吸器学会成人肺炎診療ガイドライン2017作成委員会・編：成人肺炎診療ガイドライン2017. 日本呼吸器学会, 2017より一部改変〕

HAP・NHCAPの3つに分かれていた肺炎診療ガイドラインを統合・改訂したものとなっている．欧米におけるHCAPは薬剤耐性菌肺炎を強く意識したものだが，わが国では欧米に比べて薬剤耐性菌検出率はそれほど高くなく，NHCAPは**誤嚥性肺炎のリスク判断をするよう推奨している点が特徴**といえる．

わが国における肺炎分類別の死亡率についてシステマチックレビュー[1)]が行われている．死亡率はCAP 6.3％，（N）HCAP 15.5％，HAP 30.4％であった（図5）．

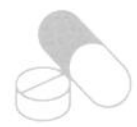

咳嗽のメカニズム

咳嗽反射は，嚥下反射とならび気道を防御する重要な反射機構であり，その障害は誤嚥性肺炎の発症に大きく影響を及ぼす．咳嗽は「気道内に貯留した分泌物や吸い込まれた異物を気道外に排除するための生体防御反応」である[2)]．咳嗽の発生には，迷走神経を求心路とする不随意的な咳嗽反射と，大脳が関与する随意的な咳嗽反応が複雑に関与している（図6）．

咳嗽反応は表2にあげた多くの病態で低下する．大脳基底核を含む深部皮質で脳血管障害が起こると，黒質線条体で合成されるドパミン産生が低下し，舌咽神経や迷走神経の神経節で合成されるサブスタンスP濃度が低下する．サブスタンスP濃度の低下は咳嗽反射の低下および嚥下反射の低下を招く．嚥下反

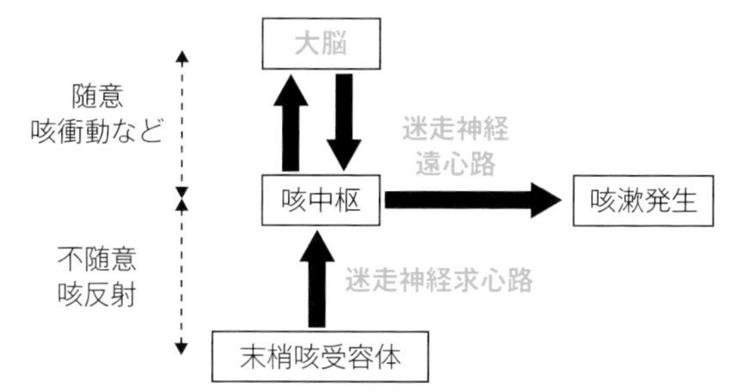

図6　咳嗽の発生機序

〔日本呼吸器学会咳嗽・喀痰の診療ガイドライン2019作成委員会・編：咳嗽・喀痰の診療ガイドライン2019. 日本呼吸器学会, 2019より〕

表2　咳嗽反応低下の原因と対策

	原　因	対　策
咳嗽反応低下	中枢性鎮咳薬，向精神薬，睡眠薬，麻酔薬	薬剤の中止，減量
	昏睡，意識障害，ADL低下	原疾患の治療
	脳血管障害	ACE阻害薬など咳嗽を促す薬剤

〔日本呼吸器学会咳嗽・喀痰の診療ガイドライン2019作成委員会・編：咳嗽・喀痰の診療ガイドライン2019. 日本呼吸器学会, 2019より一部改変〕

射の低下によって誤嚥が生じるが，咳嗽反射の低下が軽度の場合には誤嚥物が刺激となって咳嗽が発生し，誤嚥物は喀出される．しかし，咳嗽反射の低下が高度の場合には誤嚥物による刺激に対しても咳嗽が発生せず（不顕性誤嚥），誤嚥性肺炎発症の誘引となる．

不顕性脳梗塞を含めると脳血管障害のほとんどは脳出血ではなく脳梗塞であり，その多くは深部皮質に生じる．脳血管障害以外でも，ドパミンの産生が低下する疾患（レビー小体型認知症やパーキンソン病，パーキンソン関連疾患など）では同様の機序で不顕性誤嚥が生じる．

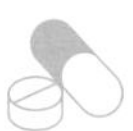

誤嚥性肺炎の定義と分類

誤嚥性肺炎には定義や意味があいまいな部分があり，その不明瞭さがしばしば混乱を招いている．本項ではそれを踏まえ，誤嚥性肺炎の定義や分類について整理する．

「誤嚥は，口腔咽頭または胃の内容物が喉頭および下気道へ吸引されることであり，吸引物の量や性状，頻度，そして吸引物に対する宿主の反応によってさまざまな病態が引き起こされる」．この定義は，2001年に発表された有名な総説[3]からの引用である．この総説では，誤嚥に引き続いて起こる肺の障害には「**口腔内や上気道に定着している微生物（常在菌・定着菌）の誤嚥によって生じる細菌性肺炎**」である**誤嚥性肺炎**と，「**逆流した胃内容物の誤嚥によって生じる化学性肺臓炎**」である**誤嚥性肺臓炎**があり，この両者がしばしば混同されていることを強調している．この両者は，経過や治療方針に大きな違いがある．両者の特徴と違いを表3，危険因子を表4に示す．

もう一つ，誤嚥に引き続いて起こる肺の障害で知っておくべき病態として，**びまん性嚥下性細気管支炎**（diffuse aspiration bronchiolitis；DAB）がある．

誤嚥に伴う肺病変のなかには，誤嚥性肺炎や誤嚥性肺臓炎ではなく，細気管支病変を主体とする患者がしばしば観察される．そのなかで病理所見がびまん性汎細気管支炎（diffuse panbronchiolitis；DPB）と極めて類似したものが誤嚥性DPBとされている[4]．さらに，臨床的，病理学的検討を加えてその疾患を

表3　誤嚥性肺炎と誤嚥性肺臓炎の特徴と違い

	誤嚥性肺炎	誤嚥性肺臓炎
機　序	口腔内常在菌の誤嚥	胃内容物の誤嚥
病　態	細菌に対する炎症応答 細菌性肺炎	胃酸や胃内容物による肺傷害 化学性肺臓炎
微生物学的所見	グラム陽性球菌， グラム陰性桿菌，嫌気性菌	直後は無菌
主なリスク要因	嚥下障害	意識障害
年　齢	高齢者	あらゆる世代
誤嚥イベント	はっきりしない	はっきりしている
典型的な病歴	嚥下障害のある患者で 気管支肺胞領域の浸潤影と 呼吸器症状が出現	意識障害のある患者で 肺の浸潤影と 呼吸器症状が出現
臨床的特徴	頻呼吸・咳など 通常の肺炎と同様	誤嚥の2～5時間後に生じる 頻呼吸・咳・喀痰・気管支攣縮

〔Marik PE：N Engl J Med, 344：665-671, 2001より一部改変〕

表4　誤嚥性肺炎と誤嚥性肺臓炎の危険因子

誤嚥性肺炎	誤嚥性肺臓炎
・脳血管障害（急性，陳旧性） ・神経疾患（パーキンソン病，運動ニューロン疾患など） ・筋疾患 ・認知症（特にレビー小体型認知症） ・口腔・咽喉頭手術後 ・反回神経麻痺 ・気管切開後，気管カニューレ留置 ・口腔内不衛生 ・寝たきり ・薬剤（抗精神病薬など）	・意識障害，てんかん発作 ・全身麻酔 ・胃切除後，食道がん術後 ・消化管機能障害・閉塞（胃食道逆流症，アカラシア，イレウスなど） ・薬剤（抗精神病薬など）

DABとすることが提唱されている[5]．この報告では，高齢者の連続剖検肺1,178例の病理所見や臨床像を詳細に検討している．そのなかでDABと診断された13例すべてで，末梢気道に異物ないし異物巨細胞が認められた．**DABは食事摂取と関連して症状が出現・増悪することが多く，摂食時の誤嚥が病態に大きく影響している**ことが示唆される．また，胃食道逆流を高頻度に認めるという報

告[6)]もみられる．

厚生労働省長寿科学総合研究事業を起点としている嚥下性肺疾患研究会が2003年に発表した「嚥下性肺疾患の診断と治療」[7)]によると，DABは「嚥下機能障害によって発症する肺疾患」の一つとして誤嚥性肺炎と並んで分類されている．

また，前述の総説[3)]にはDABについての記載はなかったが，その後2011年に発表された総説[8)]では，誤嚥性肺炎，誤嚥性肺臓炎とともにDABが取りあげられている．

嚥下性肺疾患研究会が提唱したDABの臨床診断基準を表5に示す．DABはそ

表5　DABの臨床診断基準

臨床症状・所見
A．食事摂取と関連した喘鳴，呼吸困難感，喀痰咳嗽，発熱のいずれか1つ以上の症状を認める． B．胸部X線上に明らかな肺炎を示唆する陰影を欠く． C．胸部CTにて比較的びまん性の（小葉中心性の）小粒状影を認める（その分布は背側に優位なことが多い）． 上記A～Cのすべてを満たす．
客観的な嚥下機能障害の確認
A．誤嚥あるいは食事中のムセの確認． B．嚥下機能障害あるいは誤嚥を来しうる基礎病態を有する．
病理学的所見
病理学的に，細気管支の異物反応による炎症，肉芽形成による細気管支閉塞が認められる．

〔嚥下性肺疾患研究会世話人・編：嚥下性肺疾患の診断と治療．ファイザー，2003より〕

MEMO　DPBへの投薬治療

DPBは日本を中心とした東アジアで多くみられる呼吸細気管支領域を主とする末梢気道の慢性炎症性疾患．以前は予後不良な疾患と考えられていたが，マクロライド系抗菌薬〔エリスロマイシン（エリスロシン®）〕少量長期投与が有効な治療法として確立され，予後は著しく改善した．
このときのマクロライド系抗菌薬は，抗菌作用ではなく免疫調節作用や抗炎症作用などを期待して用いられる．

の認知度の低さからしばしば見逃される．画像上明らかな肺炎を示唆する陰影を欠いているにもかかわらず「臨床的に誤嚥性肺炎」と診断したり，逆に喘鳴や呼吸困難を認めるケースを「高齢発症の気管支喘息」と診断したりしている．

ここで改めて，誤嚥に引き続いて起こる肺の障害を整理する．

1. 「口腔内や上気道に定着している微生物（常在菌・定着菌）の誤嚥によって生じる細菌性肺炎」である誤嚥性肺炎
2. 「逆流した胃内容物の誤嚥によって生じる化学性肺臓炎」である誤嚥性肺臓炎
3. 「異物を繰り返し誤嚥することにより引き起こされた細気管支の慢性炎症性反応」であるDAB

これらはオーバーラップすることもあるが異なる疾患であり，経過や治療方針に大きな違いがある．しかし，これらを区別することなく「誤嚥性肺炎」とひとくくりにされ，画一的な対応が行われているのが現状である．

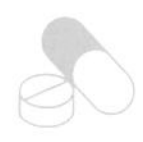

誤嚥性肺炎の疫学

本項のはじめに「高齢者の肺炎は，その多くが誤嚥性肺炎とされている」と述べた．わが国においてこの考えが定着するきっかけとなったのは，2008年に報告された肺炎入院患者を対象とした多施設共同前向き研究[9]である（図7，図8）[10]．加齢とともに肺炎入院患者における誤嚥性肺炎の割合が増加し，全肺炎患者の7割近くが誤嚥性肺炎であったとするこの報告は，その後多くの文献・書籍で引用され，高齢者肺炎の多くが誤嚥性肺炎という考えが定着していった．

一方，これより過去（1980〜1990年代）における海外の報告[3]では，誤嚥性肺炎はいずれも2割に満たないとしている．この違いについては，2008年の報告と過去の報告では，高齢化率の差を原因とする考えもあるが，最も大きな要因は診断基準の違いである．

過去の報告は，主に明らかに誤嚥が目撃された患者を誤嚥性肺炎と診断しており，多くの誤嚥性肺炎を見逃している可能性があると指摘されていた．

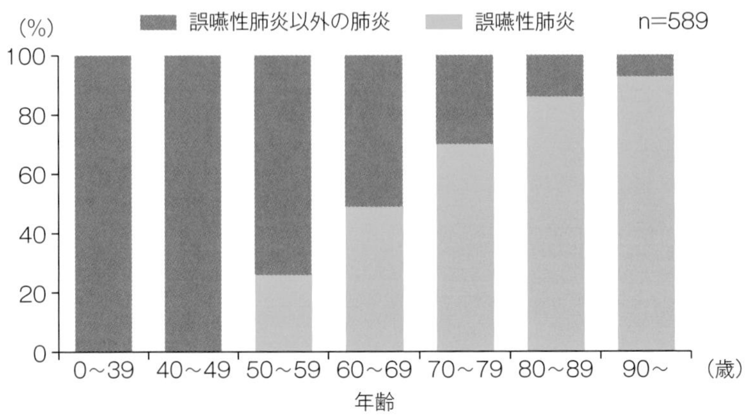

図７　**肺炎入院患者における誤嚥性肺炎患者の年齢別割合**

〔嚥下性肺疾患の診断と治療編集委員会・編：嚥下性肺疾患の診断と治療［改訂版］. ファイザー, 2013より一部改変〕

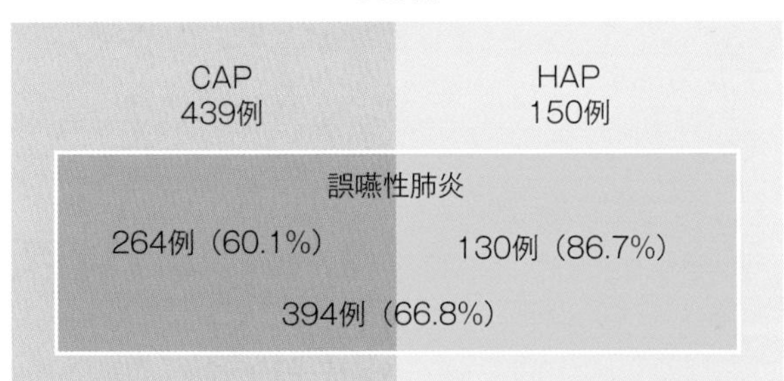

図８　**肺炎入院患者における誤嚥性肺炎患者の割合**

〔嚥下性肺疾患の診断と治療編集委員会・編：嚥下性肺疾患の診断と治療［改訂版］. ファイザー, 2013より一部改変〕

2008年の報告では，嚥下性肺疾患研究会が提唱した誤嚥性肺炎の臨床診断基準[7)]（表6）が用いられ，明らかに誤嚥が目撃された患者に加えて嚥下機能障害の可能性がある患者（疑い例）も含めている．過去の報告に潜んでいる誤嚥性肺炎の見逃しを防止する意味で，「誤嚥リスクのある高齢者肺炎はすべて誤嚥性肺炎を疑う」という考えは誠に卓見であり，評価すべきと考える．しかし，この疑い例をすべて誤嚥性肺炎に含めてしまうと，嚥下機能が低下してい

表6　誤嚥性肺炎の臨床診断基準

肺炎の診断基準
肺炎の診断は，次の①，②を満たす症例とする ①胸部X線または胸部CT上で肺胞浸潤影を認める ②37.5℃以上の発熱，CRPの異常高値，末梢血白血球数9,000/μL以上，喀痰などの気道症状のいずれか2つ以上が存在する
確実例：誤嚥の直接観察
A．明らかな誤嚥が直接確認され（食物，吐物など），それに引き続き肺炎を発症した例 B．肺炎例で気道より誤嚥内容が吸引などで確認された例
ほぼ確実例：嚥下機能障害の存在
A．臨床的に，飲食に伴うムセなどの嚥下機能障害を反復して認め，肺炎の診断基準①および②を満たす例 B．確実例のAまたはBに該当する症例で，肺炎の診断基準①または②のいずれか一方のみを満たす例
疑い例：嚥下機能障害の可能性
A．臨床的に誤嚥や嚥下機能障害の可能性をもつ下記の基礎病態ないし疾患を有し，肺炎の診断基準①または②を満たすもの B．嚥下機能障害が，経過中に客観的な検査法によって認められた症例（嚥下誘発試験など）
嚥下機能障害の可能性をもつ基礎病態および疾患
・陳旧性ないし急性の脳血管障害 ・嚥下機能障害を来しうる神経筋疾患，神経筋疾患 ・意識障害や高度の認知症 ・嘔吐や胃食道逆流を来しうる消化器疾患（胃切除後も含む） ・口腔咽頭，縦隔腫瘍およびその術後，気管食道瘻 ・気管切開，経鼻胃管による経管栄養 ・その他の嚥下機能障害を来しうる基礎疾患

〔嚥下性肺疾患研究会世話人・編：嚥下性肺疾患の診断と治療. ファイザー, 2003より一部改変〕

る高齢者が「たまたま」肺炎を発症した場合も誤嚥性肺炎と診断される．診断の感度は非常に高くなるものの特異度が高いとはいいがたい．この「疑い例」に分類される患者に関して，その約半数が誤嚥性肺炎に典型的な画像を呈していなかったという報告もある．

以上を鑑みると，**わが国において「高齢者肺炎の多くが誤嚥性肺炎」なのではなく，「高齢者肺炎の多くに誤嚥性肺炎の可能性がある」**とするのが妥当だと思われる．

COLUMN　死因別死亡数で肺炎が減少した理由

疫学に関して触れておきたい話題がある．

図9は，厚生労働省が2018年に発表した人口動態統計[11)]における主な死因別死亡数の割合である．

2011年に脳血管疾患を抜き，その後長らく第3位だった肺炎は，2017年の人口動態統計では第5位になっている．そして，肺炎とともに，誤嚥性肺炎が第7位に登場している（表7）．

誤嚥性肺炎は2017年から分類項目に追加されているため，2016年までは順位がついていないのだが，これと肺炎の順位が下がったことを結びつけて，「従来の肺炎を，肺炎と誤嚥性肺炎の2つに分けた」と考えている人が少なくない．

これはまったく間違いであり，誤嚥性肺炎はもともと疾病分類では「食物及び吐物による肺臓炎」に分類されており，今回新たに肺炎と区別をしたわけではない．誤嚥性肺炎の死亡者数の増加を踏まえ，これまでは「その他の呼吸器系の疾患」に含めていた「固形物及び液状物による肺臓炎」を新たに「誤嚥性肺炎」として項目に加えたもので

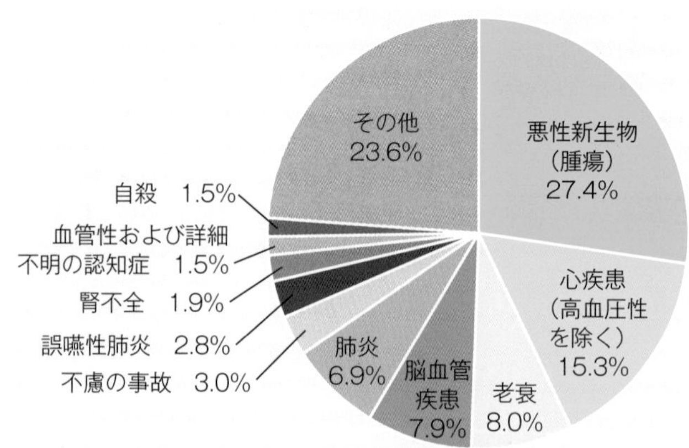

図9　2018年における主な死因別死亡数の割合

〔厚生労働省：平成30年（2018）人口動態統計（概数）の概況より〕

ある．

そして肺炎が減少した理由は，ICD-10（国際疾病分類 第10版）一部改正後の分類を死因統計に適用した影響である（原死因を選択する考え方として，肺炎や誤嚥性肺炎を引き起こすと考えられる病態が追加されたことにより，肺炎，誤嚥性肺炎の死亡数が減少し，認知症やパーキンソン病，アルツハイマー病などの神経系の疾患，慢性閉塞性肺疾患などによる死亡数が増加している）[12]．

表7　主な死因別死亡数の年次推移

	1位	2位	3位	4位	5位	6位	7位	8位
2009年	悪性新生物	心疾患	脳血管疾患	肺炎	老衰			
2010年	悪性新生物	心疾患	脳血管疾患	肺炎	老衰			
2011年	悪性新生物	心疾患	肺炎	脳血管疾患	不慮の事故			
2012年	悪性新生物	心疾患	肺炎	脳血管疾患	老衰			
2013年	悪性新生物	心疾患	肺炎	脳血管疾患	老衰			
2014年	悪性新生物	心疾患	肺炎	脳血管疾患	老衰	不慮の事故	腎不全	自殺
2015年	悪性新生物	心疾患	肺炎	脳血管疾患	老衰	不慮の事故	腎不全	自殺
2016年	悪性新生物	心疾患	肺炎	脳血管疾患	老衰	不慮の事故	腎不全	自殺
2017年	悪性新生物	心疾患	脳血管疾患	老衰	肺炎	不慮の事故	誤嚥性肺炎	腎不全
2018年	悪性新生物	心疾患	老衰	脳血管疾患	肺炎	不慮の事故	誤嚥性肺炎	腎不全

〔厚生労働省：平成30年（2018）人口動態統計（概数）の概況より〕

文　献

1）日本呼吸器学会成人肺炎診療ガイドライン 2017 作成委員会・編 : 成人肺炎診療ガイドライン 2017. 日本呼吸器学会 , 2017

2）日本呼吸器学会咳嗽・喀痰の診療ガイドライン 2019 作成委員会・編 : 咳嗽・喀痰の診療ガイドライン 2019. 日本呼吸器学会 , 2019

3）Marik PE : Aspiration pneumonitis and aspiration pneumonia. N Engl J Med, 344 : 665-671, 2001

4）山中　晃 , 他 : 呼吸細気管支領域の特殊性とその病変の成り立ち . 日本臨牀 , 136 : 2427-2433, 1978

5）福地義之助 , 他 : 感染 ; びまん性嚥下性細気管支炎の臨床 . 日本胸部疾患学会雑誌 , 27 : 571-577, 1989

6）Hu X, et al : Diffuse aspiration bronchiolitis: analysis of 20 consecutive patients. J Bras Pneumol, 41 : 161-166, 2015

7）嚥下性肺疾患研究会世話人・編 : 嚥下性肺疾患の診断と治療 . ファイザー , 2003

8）Marik PE, et al : Pulmonary aspiration syndromes. Curr Opin Pulm Med, 17 : 148-154, 2011

9）Teramoto S, et al : High incidence of aspiration pneumonia in community-and hospital-acquired pneumonia in hospitalized patients: a multicenter, prospective study in Japan. J Am Geriatr Soc, 56 : 577-579, 2008

10）嚥下性肺疾患の診断と治療編集委員会・編：嚥下性肺疾患の診断と治療［改訂版］. ファイザー , 2013

11）厚生労働省：平成 30 年（2018）人口動態統計（概数）の概況

12）厚生労働省 :「疾病及び関連保健問題の国際統計分類」第 10 回改訂分類（ICD-10）の一部改正の適用による死因統計への影響について（https://www.mhlw.go.jp/toukei/list/dl/icd_2013_eikyo.pdf）

2 治療・予防のための薬剤

ESSENCE

- 誤嚥リスク群では口腔レンサ球菌を起因菌として第一に考え，通常セフトリアキソンによって治療する．
- 誤嚥性肺炎と誤嚥性肺臓炎の混同による誤嚥性肺臓炎への不要な抗菌薬投与と食事制限に注意する．
- びまん性嚥下性細気管支炎（DAB）への抗菌薬投与は不要であり，また気管支喘息と誤診され投与された気管支喘息治療薬も中止する．
- ACE阻害薬，アマンタジン，シロスタゾール，半夏厚朴湯などは咳嗽・嚥下反射を改善する．睡眠薬，抗不安薬，向精神薬，制吐薬は減量・中止によって嚥下機能が改善する．
- モサプリド，六君子湯，大建中湯による胃排出能低下の改善，センノシドによる排便コントロールが肺臓炎予防に有効である可能性がある．

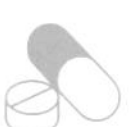

（広義の）誤嚥性肺炎の診断と治療

本項では，経過や治療方針の異なる「誤嚥性肺炎」，「誤嚥性肺臓炎」，「びまん性嚥下性細気管支炎（DAB）」をそれぞれ分けて解説する．

1．誤嚥性肺炎

誤嚥性肺炎の発症には，唾液の不顕性誤嚥が大きく影響すると考えられている．しかし，夜間睡眠中の不顕性誤嚥は多くの高齢者で日常的に認められるものであり，誤嚥が必ずしも誤嚥性肺炎につながるわけではない．**誤嚥ののち肺**

炎を発症するかどうかは侵襲と抵抗のバランスで決まる．侵襲が抵抗より勝った場合，誤嚥性肺炎を発症する．

口腔ケアを行うことで肺炎発症が抑制されたとの報告がある[1)]．誤嚥の量は変わらなくても，口腔内の細菌数を減らすことで侵襲を減らすことができたためだと考えられる．

日本呼吸器学会の「成人肺炎診療ガイドライン2017」には，「嚥下機能障害を来しやすい病態，あるいは誤嚥のリスクをもつ宿主が，直接的に誤嚥性肺炎のリスクであるとは言い難い」と記載されている[2)]．これは**誤嚥のリスクはあくまで侵襲であり，侵襲の評価のみで発症予測はできない**ことを示している．

(1) 経　過

起因菌（原因微生物）や宿主の免疫状態によりその症状や経過は異なるが，通常は日・週の単位で緩徐に進行することが多い．ただし，肺炎球菌は病原性・ビルレンス（毒性）が高いため，起因菌になった場合には急激な経過をたどることもある．

また高齢者では発熱，咳，喀痰，頻呼吸などの典型的な肺炎の症状はなく，活気がない，食思不振，意識混濁，不穏，せん妄，失禁などの非典型的な症状のみを呈する場合もあり，注意が必要である．

(2) 診　断

誤嚥性肺炎の発症に夜間睡眠中の不顕性誤嚥が大きく影響することは述べたが，夜間睡眠中の不顕性誤嚥でのみ誤嚥性肺炎が発症するわけではない．食事の際に，食物とともに細菌を含んだ唾液を誤嚥すれば，それは侵襲となる．それが抵抗に勝れば誤嚥性肺炎を発症する．

そもそも夜間睡眠中の不顕性誤嚥を直接観察することは困難であり，摂食時に繰り返し認められる顕性誤嚥を観察することが重要である．摂食時にムセや咳き込みなどを繰り返し認めていた高齢者が，後述する典型的な肺炎像を呈した場合は，比較的容易に誤嚥性肺炎であると診断できる．

また，嚥下障害の可能性をもつ基礎病態および疾患の既往，あるいは客観的な検査（表1）で嚥下障害の存在を確認することにより，誤嚥性肺炎の可能性を推測することも重要である．

表1　嚥下機能を評価する方法

簡易検査	反復唾液嚥下試験（repetitive saliva swallowing test；RSST） 改訂水飲み試験（modified water swallowing test；MWST） 簡易嚥下誘発試験（simple swallowing provocation test；S-SPT）
詳細検査	嚥下誘発試験（swallowing provocation test；SPT） 嚥下内視鏡検査（videoendoscopic evaluation of swallowing；VE） 嚥下造影検査（videofluoroscopic examination of swallowing；VF）

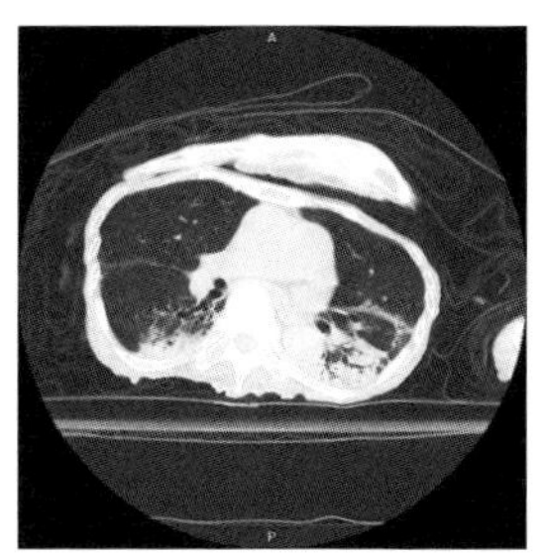
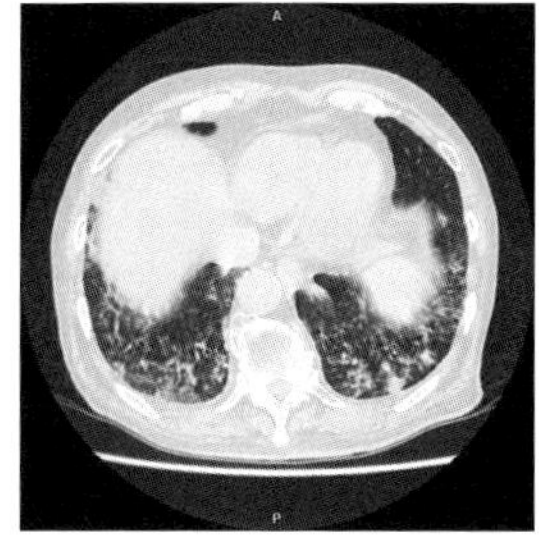
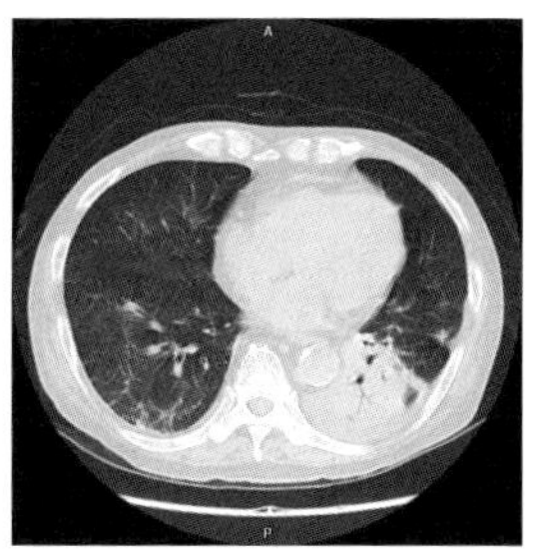

図1　**gravity-dependent opacity**

(3) 画　像

誤嚥性肺炎における画像所見の特徴として，**重力方向に一致して分布する陰影**があり，これはgravity-dependent opacityとよばれる（図1）．この特徴は，誤嚥性肺炎診断の特異度を高めるために非常に有用である．

誤嚥性肺炎53例の胸部CT画像を解析した報告[3)]では，ほぼ全例で肺底部および背側の領域に陰影が認められた．そして，日常生活動作（activities of daily living；ADL）がよいほど肺底部に，寝たきり状態に近づくほど背側全域に陰影が分布する傾向が認められた．

陰影の性状はいわゆる気管支肺炎像が多いが，起因菌が肺炎球菌や肺炎桿菌などの場合は，肺胞性（大葉性）の陰影を呈することもある．

(4) 重症度

肺炎の重症度分類は，国内外の学会から推奨されているPneumonia Severity Index（PSI），CURB-65，A-DROP（表2），I-ROAD（表3）などがある．成人肺炎診療ガイドライン2017では，市中肺炎（community-acquired pneumonia；CAP）はA-DROP，院内肺炎（hospital-acquired pneumonia；HAP）はI-ROAD，

表2 **A-DROP**

1.	年　齢	男性70歳以上，女性75歳以上
2.	脱　水	BUN 21mg/mL以上または脱水あり
3.	呼吸不全	SpO_2 90%以下（PaO_2 60Torr以下）
4.	意識障害	意識障害あり
5.	血圧低下	血圧（収縮期）90mmHg以下

該当なし：軽症（外来治療），1 or 2項目該当：中等症（外来または入院），
3項目該当：重症（入院治療），4 or 5項目該当：超重症（ICU入院）.
＊ショックがあれば1項目のみでも超重症とする.

〔日本呼吸器学会 呼吸器感染症に関するガイドライン作成委員会：成人市中肺炎診療ガイドライン．日本呼吸器学会，2007より〕

表3 **I-ROAD**

1.	免疫不全	悪性腫瘍または免疫不全状態
2.	呼吸不全	SpO_2 90%以下（PaO_2 60Torr以下）
3.	意識障害	意識障害あり
4.	年　齢	男性 70歳以上，女性 75歳以上
5.	脱水・乏尿	乏尿または脱水

2項目以下：CRP ≧20mg/dL，胸部X線写真陰影の広がりが一側肺の2/3以上
（−）軽症群，（＋）中等症群，
3項目以上：重症群.

〔日本呼吸器学会 呼吸器感染症に関するガイドライン作成委員会：成人院内肺炎診療ガイドライン．日本呼吸器学会，2008より〕

表4 **quick SOFA（qSOFA）スコア**

1.	呼吸数	22回/分以上
2.	意識変容*	
3.	収縮期血圧	100mmHg以下

＊厳密にはGlasgow Coma Scale（GCS）＜15を指す.

〔Seymour CW, et al : JAMA, 315 : 762-774, 2016より〕

医療・介護関連肺炎（nursing and healthcare-associated pneumonia；NHCAP）**はA-DROP，CURB-65，PSIのいずれかで評価することを推奨**している．また，併せて敗血症の有無についても判断することが望ましいとされ，quick Sequential Organ Failure Assessment（qSOFA）スコアが紹介されている（表4）.

日本呼吸器学会が作成した重症度分類であるA-DROPは，英国胸部疾患学会

が提唱するCURB-65に準拠したものだが，低酸素血症の評価には呼吸数ではなく動脈血酸素飽和度（SpO_2）を採用している．これはわが国の臨床現場では，呼吸数の測定ではなく経皮酸素飽和度測定器（パルスオキシメーター）によるSpO_2の測定が普及しているためであり，これを代用したものである．ただし，SpO_2だけみていると，頻呼吸で代償された低酸素血症を見逃してしまうことになりかねない．同じSpO_2 95%という数値でも，呼吸数15回/分と呼吸数30回/分では意味がまったく違う．ちなみに米国胸部疾患学会と米国感染症学会が推奨するPSIでは，呼吸数とSpO_2の両方が評価項目に採用されており，呼吸数をより重視している．

(5) 治　療

誤嚥性肺炎は，「口腔内や上気道に定着している微生物の誤嚥によって生じる細菌性肺炎」であり，**感染に対する抗菌薬の投与が重要**である．可能な限り起因菌の同定を行い，適切な抗菌薬を十分量投与すること（標的治療：targeted therapy）が望ましい．喀痰などの検体を用いた培養および同定検査が有用であるが，**「検出菌＝起因菌」とは限らない**ことに注意が必要である．肺炎球菌は，グラム染色で明らかに菌が確認されたにもかかわらず，培養で検出されないことがあるため，尿，痰，咽頭ぬぐいなどの検体を使った抗原検出法が重用されている．起因菌が判明しないケースは多く（そもそも口腔レンサ球菌は常在菌と判断され，分離同定されない），その際には経験的な投与（エンピリック治療）にならざるをえない．

起因菌として，これまでは肺炎球菌，インフルエンザ菌，嫌気性菌などの頻度が高く，特に通常のCAPと比べ，嫌気性菌の関与が大きいといわれてきた．これは1970～1980年代に行われた多くの検討で，誤嚥性肺炎患者から高頻度に嫌気性菌が分離されたことによる．その結果，誤嚥性肺炎の治療は嫌気性菌をカバーしたものが標準となっている．

近年，培養に依存せずに遺伝子工学的手法によって起因菌を同定する網羅的細菌叢解析法が話題となっている．この手法は，従来の方法では起因菌が不明であった患者においても，起因菌の推定が可能である．この方法を用いて，誤嚥リスクの有無による細菌叢の違いを後方視的に比較検討したところ，誤嚥リスク群では口腔レンサ球菌がより多く検出され，誤嚥リスクに最も関与が大きい可能性が指摘された．一方，嫌気性菌については，誤嚥リスクの有無では検出率に差はみられなかった（図2）[4]．この報告から，これまで病原性が過小評価されてきた**口腔レンサ球菌が，誤嚥性肺炎の起因菌として重要であること**が明らかとなった．

①抗菌薬

起因菌を同定した場合は標的治療を行うが，多くは起因菌不明のままエンピリック治療を行うこととなる．この場合，成人肺炎診療ガイドライン2017のHAP/NHCAPにおけるescalation治療（狭域スペクトラムの抗菌薬を使用し全身状態の改善がみられない場合に，必要に応じて広域スペクトラムの抗菌薬への変更も考慮する治療）が参考となる（表5）．

急速に進行し，しばしば致死的となる重症肺炎の代表的な起因菌は，肺炎球菌とレジオネラ菌である．レジオネラ菌が誤嚥性肺炎の起因菌になることは極めてまれであるが，肺炎球菌の頻度は高いため，**投与する抗菌薬の抗菌スペクトラムは肺炎球菌をカバーする必要がある**．

多くの施設で，誤嚥性肺炎の治療といえばスルバクタム・アンピシリン（ユナシン®）を用いることが多い．これは，これまで誤嚥性肺炎における抗菌薬

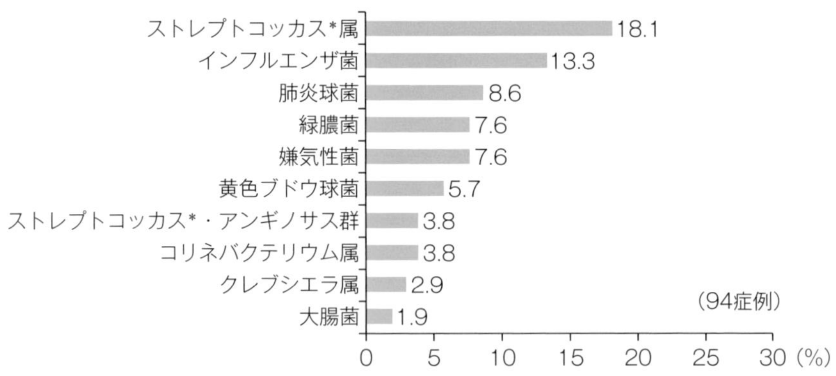

図2　網羅的細菌叢解析法によるHCAPの第一優先菌種

〔日本呼吸器学会成人肺炎診療ガイドライン2017作成委員会・編：成人肺炎診療ガイドライン2017. 日本呼吸器学会, 2017より〕

表5　HAP/NHCAPにおけるescalation治療

内服薬（外来治療が可能な場合）
・β-ラクタマーゼ阻害薬配合ペニシリン系抗菌薬＋マクロライド系抗菌薬 ・（キノロン系抗菌薬）
注射薬
・スルバクタム・アンピシリン（ユナシン®） ・セフトリアキソン（ロセフィン®），セフォタキシム（クラフォラン®，セフォタックス®） 非定型肺炎が疑われる場合 ・レボフロキサシン（クラビット®）

〔日本呼吸器学会成人肺炎診療ガイドライン2017作成委員会・編：成人肺炎診療ガイドライン2017. 日本呼吸器学会, 2017より〕

の選択において，起因菌として嫌気性菌の存在が常に念頭に置かれていたためである．しかし，前述のように**嫌気性菌が起因菌である頻度は決して高くはなく，むしろ口腔レンサ球菌を第一に標的として考える必要がある**．セフトリアキソン（ロセフィン®）は口腔レンサ球菌・口腔内嫌気性菌のほとんどをカバーすることから，通常の誤嚥性肺炎であればこれで治療が可能である．また，セフトリアキソンはペニシリン耐性肺炎球菌にも有効である．

口腔内環境が極めて乱れている場合や，悪臭を伴う膿性痰が著明であるなど，**嫌気性菌を強く疑う場合にはスルバクタム・アンピシリンを用いる**．

レボフロキサシン（クラビット®）などのキノロン系抗菌薬は，セフトリアキソンとともに推奨されているが，キノロン系抗菌薬は耐性菌の出現リスクを鑑みて乱用は避けるべきである．誤嚥性肺炎患者は高齢かつ免疫能が低下した患者が多く，結核を発症するリスクが高い．結核に対する抗菌活性をもつキノロン系抗菌薬を用いることは，結核診断の遅れを誘発する可能性がある．

自験例を提示する．

誤嚥性肺炎の診断で当院へ紹介された肺結核症例

症　例：81歳男性

既往歴：アルツハイマー型認知症

現病歴：患者は有料老人ホーム入所中であった．3週間前から食思低下，1週間前から発熱を認めた．かかりつけ医の指示で抗菌薬〔セフトリアキソン（ロセフィン®），メロペネム（メロペン®）〕の投与を受けたが改善がなく，かかりつけ医を再診．誤嚥性肺炎で入院加療が必要と判断され当院紹介となった．

受診時の喀痰検査で抗酸菌塗抹陽性（ガフキー7号），結核菌群核酸同定/リアルタイムPCR陽性．肺結核と診断し，結核指定医療機関へ転院となった．
本症例に，もしレボフロキサシン（クラビット®）などのキノロン系抗菌薬が投与されていれば，確定診断がさらに遅れていた可能性がある．

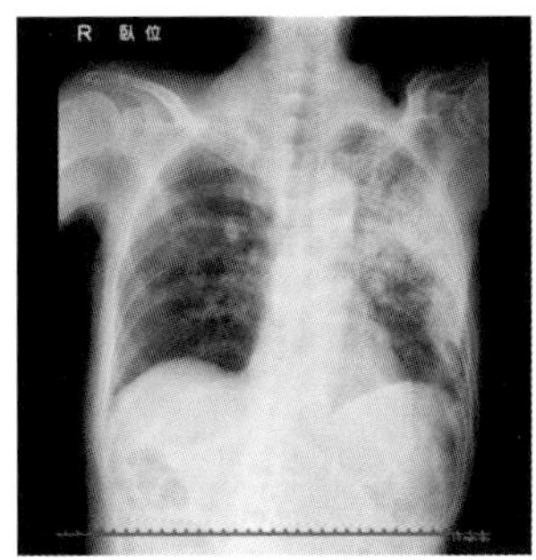

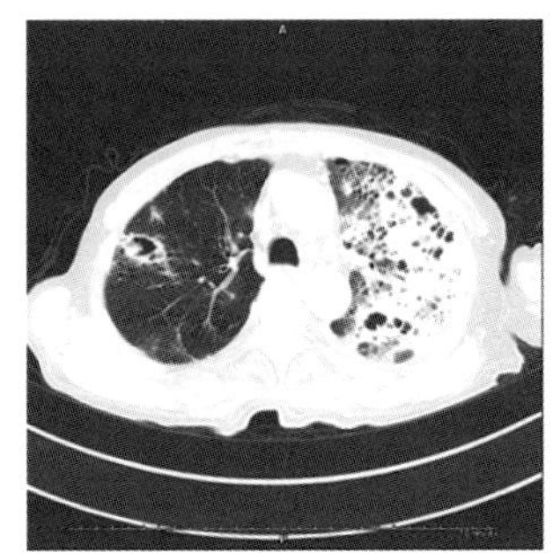

外来にてマクロライド系抗菌薬を誤嚥性肺炎に投与するケースをしばしば目にする．しかし，**マイコプラズマ肺炎などの非定型肺炎（異型肺炎）以外にマクロライド系抗菌薬を単独で使用することは推奨されていない**．薬剤耐性菌のリスクが高い場合（表6）には，成人肺炎診療ガイドライン2017では，広域で強力な抗菌薬を使用するde-escalation治療（広域スペクトラムの抗菌薬で初期治療を開始して，全身状態の改善を確認したのち，起因菌を同定して感受性を確認したうえで可能であれば，狭域スペクトラムの抗菌薬への変更を考慮する治療）を推奨している（表7）．

誤嚥性肺炎を繰り返し，そのつど抗菌薬が投与されているケースの多くは，薬剤耐性菌のリスクが高いと判定されるが，推奨される広域で強力な抗菌薬は安易に用いるべきではなく適正使用が望ましい．

HAP/NHCAP全般ではなく**誤嚥性肺炎に限れば，de-escalation治療を選択せずにescalation治療を行うことが多く**，おおむね良好な結果を得ている．

初期治療として投与したセフトリアキソンやスルバクタム・アンピシリンが無効であった場合は，喀痰などの検体を用いた培養および同定検査の結果を参考としたうえで，広域スペクトラムの抗菌薬〔タゾバクタム・ピペラシリン（ゾシン®）やカルバペネム系抗菌薬〕への変更を考慮してもよい．しかし，**初期治療不応時の鑑別診断には，感染性の病態とともに非感染性の病態も検討す**

表6 薬剤耐性菌のリスク因子

1．過去90日以内の経静脈的抗菌薬の使用歴
2．過去90日以内に2日以上の入院歴
3．免疫抑制状態
4．活動性の低下：PS≧3，バーセル指数＜50
歩行不能，経管栄養または中心静脈栄養

→2項目以上で薬剤耐性菌の高リスク群

〔日本呼吸器学会成人肺炎診療ガイドライン2017作成委員会・編：成人肺炎診療ガイドライン2017. 日本呼吸器学会, 2017より〕

表7 HAP/NHCAPにおけるde-escalation単剤治療

注射薬（単剤投与）
・タゾバクタム・ピペラシリン（ゾシン®） ・カルバペネム系抗菌薬 ・第四世代セフェム系抗菌薬* ・ニューキノロン系抗菌薬*

*：嫌気性菌感染を疑う際には使用を避けるか，クリンダマイシン（ダラシン®S）またはメトロニダゾール（アネメトロ®）を併用する

〔日本呼吸器学会成人肺炎診療ガイドライン2017作成委員会・編：成人肺炎診療ガイドライン2017. 日本呼吸器学会, 2017より〕

る必要がある．頻度が高いのは心不全だが，誤嚥性肺臓炎も多い．

喀痰などの検体を用いた培養および同定検査で薬剤耐性菌が検出され，それらが起因菌であると考えられた場合には，薬剤感受性試験を参考にしたうえで，適切な抗菌薬を十分量投与すべきである．

②補助療法

●抗菌薬以外の薬物療法

誤嚥性肺炎の治療に喀痰治療薬（去痰薬）や気管支拡張薬が多く用いられている．喀痰治療薬には，気道分泌物の産生あるいは分泌を抑制するものと，分泌物のクリアランスを促進するものがある（表8）．前者は，気道の杯細胞の化生・過形成の抑制や化学伝達物質の産生・放出の抑制により粘液の産生・分泌を抑制する．後者は気道分泌物の粘稠度（ねんちゅう）・粘着性の調整や粘液繊毛クリアランスを改善することで，喀痰の喀出困難などを改善する．

喀痰の性状や病態に基づいて適切に使い分けた場合は，症状の改善が期待で

表8　喀痰治療薬や気管支拡張薬

	作　用	代表的な治療薬	性状と効果*1	
			漿液性喀痰	粘液性喀痰
産生・分泌の抑制	胚細胞過形成の抑制	マクロライド系抗菌薬，フドステイン（クリアナール®，スペリア®）	−	◎
分泌物クリアランスの促進	粘液溶解	ブロムヘキシン（ビソルボン®），アセチルシステイン（ムコフィリン®）*2など	−	◎
	粘液修復	L-カルボシステイン（ムコダイン®）	◎	◎
	粘液潤滑	アンブロキソール（ムコソルバン®）	○	◎
	粘液繊毛クリアランス改善	β_2刺激薬*3	○	○
	上皮細胞からの水分過剰分泌の抑制	マクロライド系抗菌薬	○	○

◎：効果が期待される，○：効果の可能性がある
＊1：各薬剤の添付文書に基づいて判断した，＊2：吸入液のみ，＊3：粘液分泌を亢進させる可能性がある

〔日本呼吸器学会咳嗽・喀痰の診療ガイドライン2019作成委員会・編：咳嗽・喀痰の診療ガイドライン2019．日本呼吸器学会，2019より一部改変〕

きるが，例えば過分泌で難渋している患者にクリアランスを促進する薬剤を投与した場合，さらに分泌が亢進されてしまうケースもある．

喀痰の粘稠性を下げることでクリアランスを促進する薬剤では，喀痰量は希釈によりむしろ増えることがあり，**神経筋疾患などで筋力が低下して喀痰喀出が困難な患者では，かえって症状を悪化させる**ことがある．呼吸苦の出現・悪化，喀痰吸引回数の増加や気管支閉塞の出現などに注意が必要である．

また気管支拡張薬（β_2刺激薬：主に貼付剤）については，繊毛運動の賦活を目的に投与しているケースは少なく，文字どおり気管支を拡張させる効果を期待して投与していると思われる．しかし，気道平滑筋が収縮している病態は気管支喘息または慢性閉塞性肺疾患（chronic obstructive pulmonary disease；COPD）が主であり，それらを基礎疾患にもたない患者について効果は期待で

きない．**短期的には効果を認めたように感じるケースであっても，漫然と投与すべきではない**ことを強調したい．

気管支拡張薬に限らず，これらの薬剤は漫然と投与するのではなく，喀痰の量や粘稠度，喀出の容易さなどを指標として効果を判定し，継続の可否を判断すべきであろう．

臨床エピソード　去痰薬の中止によって嗽様音が著減，吸引も不要に

10歳　男子　脳性麻痺（アテトーゼ型）　誤嚥性肺炎

3年前に誤嚥性肺炎の既往があり，それをきっかけに水分にとろみをつけるようになった．この3年間は誤嚥性肺炎に罹患することなく経過していたが，体調不良時には気道から嗽様音（ガラガラ音）が聴取され，喀痰を吸引することがあるとのことであった．誤嚥性肺炎になってからL-カルボシステイン（ムコダイン®，500mg分2），アンブロキソール（ムコソルバン®，30mg分2）が継続処方されていたが，喀痰の粘稠度も低く，薬剤が適切に効果しているか不明であったため休薬することとした．それ以降，体調不良になっても嗽様音は著しく軽減し，吸引も不要となった．

●補　液

誤嚥性肺炎で入院した高齢者の多くは低栄養に加えて脱水状態にあることが多く，急性期における水分・電解質のバランス，栄養管理は重要である．また，腎機能や心機能の低下が潜在することも多く，急激な補液による循環動態の変化には十分な注意が必要である．また糖尿病合併例も多いため，血糖測定も必要に応じて行うべきである．

潜在的な栄養障害の可能性がある高齢者に対し，末梢静脈栄養（peripheral parenteral nutrition；PPN）のみで栄養管理を行うことは，たとえ短期間であっても不可逆的な廃用・筋萎縮を来すリスクがある．糖加低濃度アミノ酸輸液製剤に脂肪乳剤を加えたいわゆる中カロリー輸液は簡便だが，静脈炎や血管外漏出も多い．経口摂取再開の見通しが立たない，あるいは経口からのカロリー摂取量が少ない場合は，経管栄養（経鼻胃または口腔食道）や中心静脈栄養

(total parenteral nutrition；TPN）の開始・併用を検討する.

●経口摂取の中止・再開

これまで誤嚥性肺炎で入院した高齢患者に対して,「とりあえず禁食」という対応が多くなされてきた.嚥下性肺疾患研究会の「嚥下性肺疾患の診断と治療」[5] にも,「急性期には経口摂取は当然のことながら禁止される」と記載されている.しかし,近年はそれによって身体機能,ADLが著しく低下するという問題点が指摘され,その対策として「誤嚥性肺炎患者であっても本当に禁食が必要か十分に検討すべき」といわれている.

病状・病態によって禁食を選択せざるをえないことも多いが,その場合でも漫然と禁食を続けるのではなく,嚥下機能の評価を適切なタイミングで行う必要がある.また,病状が安定していないタイミングで嚥下機能の評価を行うことで摂食不可と診断され,その後の経口摂取が断念されてしまうケースも少なくない.**嚥下機能の評価は,1回行ったら終わりではなく,病状に応じて繰り返し行うといった認識が重要**である.

一方で,十分なリスク評価を行わずに「とりあえず食べさせる」といった対応がなされるケースもしばしばみられる.窒息やさらなる誤嚥による呼吸不全の出現・悪化,嘔吐による誤嚥性肺臓炎の併発などは,一度起これば取り返しのつかない状況となる.**安全を担保しない経口摂取の許可は,「とりあえず禁食」以上に罪深い結果を招く可能性がある.**

●酸　素

高齢者では急激に呼吸不全に陥ることがあり,その場合は速やかに酸素投与を開始することが重要である.しかし,基礎疾患によっては高二酸化炭素血症を引き起こす場合があり,その状態での酸素投与は**CO_2ナルコーシスの危険性がある**.したがって酸素投与の前には問診や画像診断によって筋萎縮性側索硬化症（amyotrophic lateral sclerosis；ALS）や筋ジストロフィーといった換気障害による高二酸化炭素血症を生じる疾患の除外が必要である.

慢性呼吸不全で日常的に在宅酸素療法を行っている患者や,COPD,間質性肺炎などで低肺機能を有する患者では,軽症の肺炎でも高流量の酸素投与が必要となることがある.

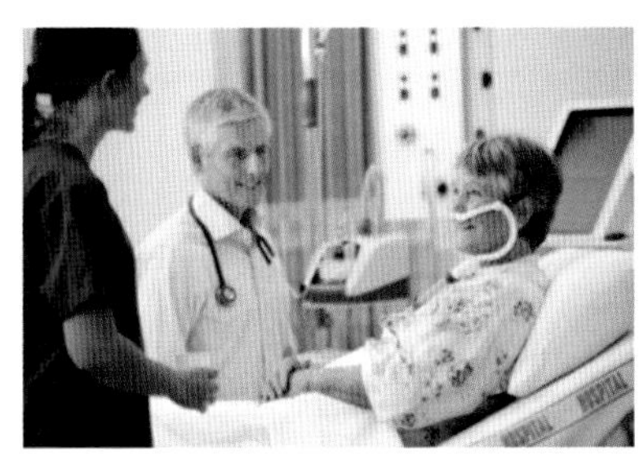

高流量鼻カニュラ酸素療法
〔写真提供：Fisher & Paykel HEALTHCARE株式会社〕

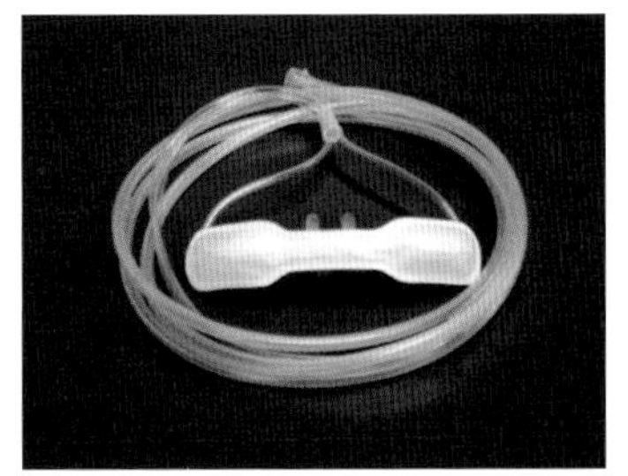

リザーバ式酸素カニュラ
〔写真提供：日本ルフト株式会社〕

図3　**高流量鼻カニュラ酸素療法とリザーバ式酸素カニュラ**

従来の鼻カニュラの使用では呼吸状態が安定せず，酸素マスク（リザーバシステムを含む）が必要な場合，その多くが経口摂取を再開できていなかった．しかし，近年高流量鼻カニュラ酸素療法〔ハイフローセラピー（ネーザルハイフロー™）〕やリザーバ式酸素カニュラ（オキシマイザー®）といった新たな酸素吸入法（図3）が開発・導入され，患者への応用が可能となっている．

2. 誤嚥性肺臓炎

誤嚥性肺臓炎は「逆流した胃内容物の誤嚥によって生じる化学性肺臓炎」であり，代表的な病態はメンデルソン症候群として知られている．これはてんかん発作，薬物過剰摂取，全身麻酔や重度の脳血管障害などに起因し，主に意識障害を呈する患者で発症する．その他，意識障害がない患者に発症するケースや明らかな嘔吐が観察されないケースも多い．例をあげると1995年に報告された疾患概念である**胃切除後嚥下性肺炎**（post gastrectomy aspiration pneumonia；PGAP）[6]は誤嚥性肺臓炎に分類されるが，これは意識障害に必ずしも起因しない．

また，胃ろうまたは経鼻胃管から経腸栄養を行っている遷延性意識障害患者の突然の発熱は，その多くが投与された経腸栄養剤の逆流誤嚥による肺臓炎である．嘔吐が明らかなケースもあるが，多くは嘔吐を認めない．

嚥下障害患者が誤嚥性肺臓炎を発症するケースも少なくない．食物とともに

MEMO PGAPの疫学

メンデルソン症候群は，胃内容物の嘔吐に伴う誤嚥による急性の化学性肺臓炎であり，もともとは全身麻酔による無痛分娩後に発症した重篤な肺炎として1946年に報告されたものである[7]．

PGAPは，逆流した（胃）内容物の誤嚥によって生じる化学性肺臓炎であり，誤嚥性肺臓炎に分類されるが，意識障害に必ずしも起因しない点が通常の誤嚥性肺臓炎とは異なる．胃全摘術の既往がある186名のうち，61名（32.8％）が嚥下性肺炎を発症し，そのうちの16名（8.6％）は反復性であったと報告されている．この報告は胃全摘後のみだが，噴門側胃切除後や食道がん術後でも同様の病態を引き起こす．さらに，高齢者の食道裂孔ヘルニアや胃食道逆流でも十分起こりうる病態である．

細菌を含んだ唾液を誤嚥すれば誤嚥性肺炎を発症すると前述したが，気道に侵襲性のある食物を誤嚥すれば，その侵襲によって肺臓炎を来すことがある．

(1) 経　過

pHが2.5以下の酸性で，0.3mL/kg以上の誤嚥によって重篤化する．経過は二相性で，まず誤嚥から1～2時間後に酸性の誤嚥内容物が肺を直接的に傷害し，次に4～6時間後に炎症細胞の浸潤が始まることで傷害をさらに増強する．**経過は急激で，喘鳴，血圧低下，重篤な低酸素血症を来すことも少なくない．**

50例の後ろ向き研究[8]では，12％が死亡，62％が48時間以内に急速に改善し，残りの26％がのちに細菌性肺炎へ移行していた．**予防的な抗菌薬の投与は，その後の細菌性肺炎への進展を予防しない．**

自験例を提示する．

当院へ救急搬送されたPGAP症例

症　例：76歳男性
既往歴：アルツハイマー型認知症，高血圧，糖尿病，食道がん術後（66歳），大腸がん術後（66歳）
現病歴：ショートステイ中に突然高熱が出現，SpO_2の低下も認めたため当院救急搬送となった．これまでも何度か同様のエピソードで誤嚥性肺炎と診断され，治療を受けているとのことだった．右中下葉に浸潤影を認め，既往歴，経過からPGAPと診断した．
絶飲食，補液（抗菌薬なし）にて経過観察を行ったところ速やかに改善．その後，経口摂取をゼリー食で開始した．開始当日はムセなく摂取．翌日の朝食も午前7時頃にムセなく摂取したとのことだった．同日午前10時30分頃に呼吸停止状態となっているのを看護師が発見．吸引，呼吸補助を行い呼吸は回復した．経口摂取後は2時間程度坐位を保つように指示が出ていたが，認知症のため指示を守ることができず，30分程度で臥床したとのことだった．

朝食の逆流誤嚥によるPGAP発症（再発）と考えられた．

発症当日：呼吸停止発見時から漿液性・泡沫状の気道分泌物が多量に吸引された．酸素はリザーバマスク使用で7L/分投与．12時頃に撮影した胸部X線で左中下肺野に浸潤影を認めた．15時30分頃に38℃台まで体温は上昇．

翌　日：気道分泌物はかなり減少．発熱は持続．酸素は鼻カニュラで3L/分投与．

3日後：36℃台まで解熱．胸部X線で浸潤影は軽快傾向．血液検査所見は白血球数14,610/μL，CRP 15.02mg/dLであった．

10日後：血液検査所見は白血球数5,990/μL，CRP 1.13mg/dLまで回復．酸素投与は終了している．

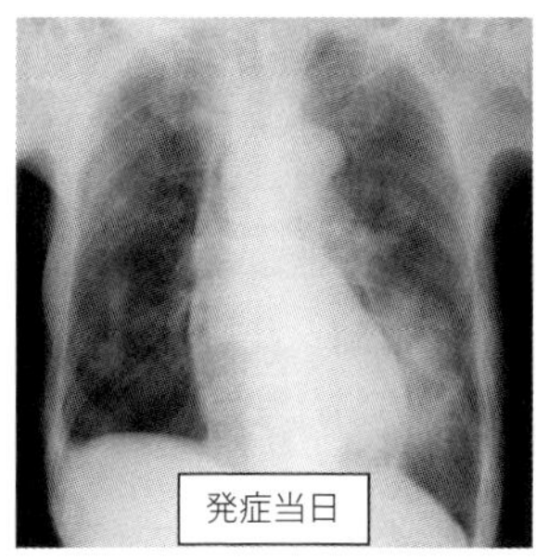

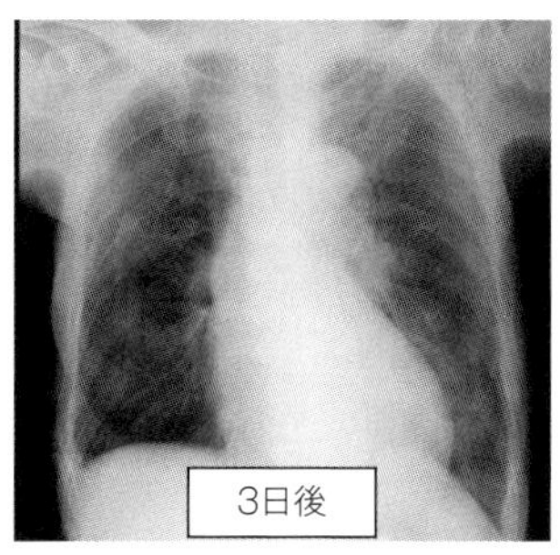

誤嚥性肺臓炎の経過は急激で二相性であると前述したが，本症例はまさに典型的な経過をたどった．まず多量の気道分泌物による重篤な低酸素血症（窒息）を生じ，その後少し遅れて体温が上昇した．おそらく前者が酸性の誤嚥内容物が肺を直接的に傷害したことによるもので，後者が炎症細胞の浸潤によるものと思われる．そして，症状や画像で軽快傾向を示している3日後においても，血液検査所見では白血球数の増多，CRP上昇が続いていた．

突然の発熱は，本症例に限らず誤嚥性肺臓炎で典型的な症状といえる．そして軽症例を除けば，白血球数増多を認めることが多い．症状改善後も白血球増多，CRP上昇が遷延することは珍しくないため，改善の指標には適さない．

本症例は抗菌薬を使用しなかったが，幸いなことに細菌性肺炎へ進展することなく軽快した．

侵襲性のある食物の誤嚥で肺臓炎を来すが，食物が固形物か液体かによって経過が異なる．固形物の誤嚥は，窒息や気道内異物に注意が必要だが，その多くは軽症である．そのため固形物を誤嚥した場合は，抗菌薬の投与は行わずに注意深い観察のみで肺臓炎を起こすことなく軽快することが多い．一方，液体の誤嚥はときに肺臓炎を発症させる．pHが2.5以下の酸性で重篤化すると前述したが，レモンやコーラのpHは2程度であるため，十分重篤な肺臓炎を発症しうる可能性がある．

(2) 画　像

誤嚥物が吸引された部位に，すりガラス状の陰影や浸潤影が出現する．その陰影は非荷重部（腹側）に認められることもある（図4）．

肺損傷が起きてから陰影が出現するまでは時間のずれがあり，喘鳴や低酸素血症が認められても画像上異常所見が認められない場合がある．

(3) 治　療

化学性肺臓炎である誤嚥性肺臓炎の治療において，最も重要なことは誤嚥物

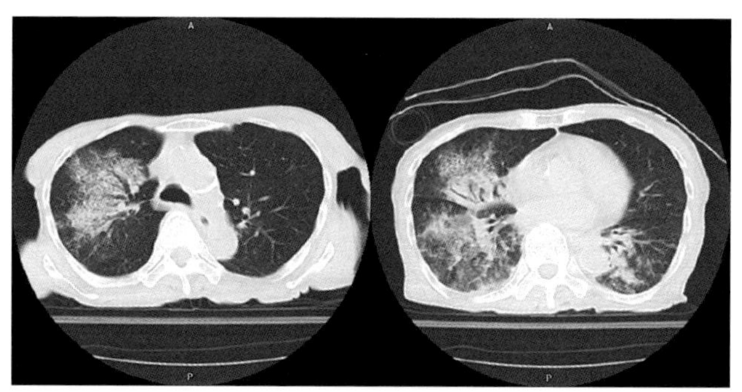

メンデルソン症候群

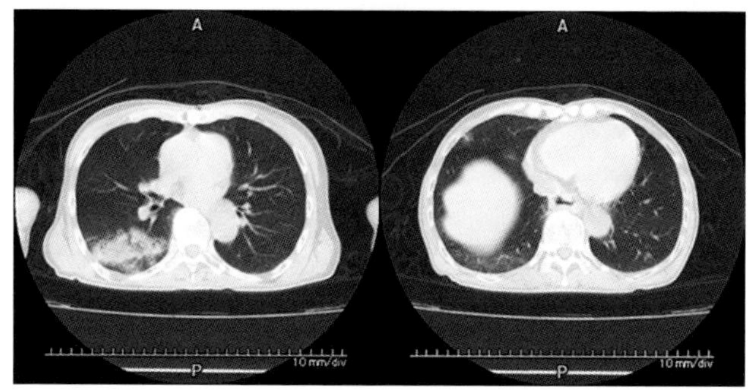

PGAP

図 4　メンデルソン症候群と PGAP の画像所見

の速やかな吸引による除去である．

予防的な抗菌薬投与は推奨されないが，48時間以上経過しても症状が改善しない場合や，制酸薬を使用し胃内に細菌が生着しているリスクのある患者においては，抗菌薬投与を考慮してもよい．

●補助療法：経口摂取の中止・再開

急性期には侵襲に伴い消化管機能が低下する．特に胃蠕動の低下から胃内容停滞が生じ，胃食道逆流による誤嚥リスクは上昇する．誤嚥性肺炎とは異なり，潜在的な栄養障害が大きな問題とならない患者も多く，認容可能な期間の禁食は有用である．もちろん**漫然と禁食を継続することは避け，適切なタイミングで食事を再開する必要がある**．

経腸栄養を行っている遷延性意識障害の患者における突然の発熱は，その多くが投与された経腸栄養剤の逆流誤嚥による肺臓炎であり，この場合，短期間の注入休止（多くは24時間以内）で改善する．

誤嚥性肺炎と誤嚥性肺臓炎がしばしば混同されるが，このことによる**問題点が二つある．一つは誤嚥性肺臓炎に対する不要な抗菌薬の投与，もう一つが誤嚥性肺臓炎患者に対する不必要な食事制限である**．不要な抗菌薬を投与した結果，不幸な転帰をたどった症例[9]が報告されているが，非常に示唆に富んでいる．

誤嚥性肺臓炎に抗菌薬を継続投与した症例

症　例：50歳男性
既往歴：症候性てんかん
現病歴：てんかん発作とその後の誤嚥性肺臓炎で入院．人工呼吸器管理と抗菌薬投与が施行された．順調に経過し10日後に退院．しかしその1週間後に偽膜性腸炎で再入院し，第18病日に死亡．

本症例は，当初から誤嚥性肺臓炎と診断されていたにもかかわらず抗菌薬が投与され，速やかに改善した後も念のため抗菌薬の投与が継続されていた．この報告では「本症例は誤嚥性肺臓炎であり，抗菌薬の投与は不要であった．抗菌薬投与をより短期間で終了していれば，偽膜性腸炎による死亡を避けることができたかもしれない．念のための抗菌薬投与は有害である」と考察されて

いる.

この報告例は特殊なものではなく，このようなケースは日常的にみられる．例えば，メンデルソン症候群やPGAPを誤嚥性肺炎と診断し，抗菌薬が投与されるケースは少なくない．経腸栄養を行っている遷延性意識障害患者の突然の発熱に対しても，念のために抗菌薬が投与されるケースは多い.

不要な抗菌薬投与が繰り返されると，抗菌薬が選択圧として働くことによって薬剤耐性菌以外の細菌が減少し，薬剤耐性菌は増殖の機会を得ることとなる．抗菌薬の不適切な使用を背景として薬剤耐性菌が増加する一方，新たな抗菌薬の開発は減少傾向にあり，薬剤耐性（antimicrobial resistance；AMR）対策は世界的な課題となっている．**誤嚥性肺臓炎への不要な抗菌薬使用を控えることで，AMR対策に寄与する**ことができると考えている.

誤嚥性肺臓炎患者に対する不必要な食事制限であるが，誤嚥性肺臓炎は逆流嘔吐が原因で生じる場合が多く，必ずしも嚥下障害を認めるものではない．**嚥下障害を認めなければ，食事制限の必要がない**.

嚥下障害を認めない，あるいは嚥下障害が軽度な誤嚥性肺臓炎患者に対する不必要な食事制限は，生活の質（quality of life；QOL）を低下させるだけでなく，栄養障害やADLの低下を招くことがある.

自験例を提示する.

繰り返す誤嚥性肺炎の診断で食事制限を受けていた症例

症　例：79歳男性
既往歴：胃がん（胃全摘術後）
現病歴：数年の間に肺炎で計4回入院（他院）．誤嚥性肺炎と診断され，食事に関する厳密な指導（水分にとろみを付ける，食事時の姿勢など）を受けた．その際，食事中のテレビ禁止，会話禁止と指示された（食事に集中させる目的？）ことで，それまで楽しみだった食事が苦痛となり，体重減少が出現．かかりつけの歯科医より精査目的に当院紹介となった.
嚥下障害を来すような既往歴はなく，PGAPを念頭に，嚥下の再評価を行った．嚥下内視鏡検査では明らかな異常は認めず，食事に関するこれまでの制限はすべて解除し，新たにいくつかの指導（就寝時のヘッドアップ，食後2時間程度の臥床禁止，就寝前2時間程度は摂食を控える，食べ過ぎないなど）を行い，経過観察とした．その後，肺炎は再発していない.

この症例では再発を認めていないが，再発予防の対策をとっても誤嚥性肺臓

炎が繰り返されることは少なくない．胃内容物の逆流誤嚥は，誤嚥物に酸を含んでおり重篤化する可能性がある．逆流誤嚥が起こった際には，重症度の評価が必要となる．血圧低下，呼吸数の増加，意識変容などがないか観察を行う．

そのような症状がなく経過観察が可能と判断された場合は，認容可能な短期間（多くは半日程度）の禁食のみで解熱することが多い．抗菌薬の投与は不要であり，症状改善後の食事はそれまでどおりの経口摂取を行ってよい．

3．びまん性嚥下性細気管支炎

びまん性嚥下性細気管支炎（diffuse aspiration bronchiolitis；DAB）は決してまれな疾患ではないが，多数例による検討がほとんどなされていない．しかし，臨床現場では嚥下障害を呈している患者において喘鳴や発熱がみられた場合，「とりあえず誤嚥性肺炎」と診断されたのちに抗菌薬が処方され，経口摂取制限がなされることがある．その**「とりあえず誤嚥性肺炎」のうちの多くに，このDABが含まれていると考えられる．**

DABは，異物を繰り返し誤嚥することにより引き起こされた細気管支の慢性炎症性反応であり，ほぼすべての患者で摂食時の顕性誤嚥を認める．嚥下障害を示唆する病歴（ムセ，食後の咳嗽や喘鳴，呼吸困難など）や嚥下障害を来しうる基礎疾患についての聞き取りを行い，画像所見と併せて見逃すことなく正しく診断することが重要である．

(1) 経　過

患者背景は誤嚥性肺炎とほぼ共通で，経過も誤嚥性肺臓炎のような突然の発症は少ない．症状としては，ムセや咳嗽，喀痰はあまり目立たず，食後の喘鳴，呼吸困難が特徴である．それゆえ高齢発症の気管支喘息と診断されるケースも少なくないが，吸入ステロイド薬（inhaled corticosteroid；ICS）などの気管支喘息治療を行っても反応性は乏しい．逆に，治療抵抗性のある高齢発症の気管支喘息のなかにDABが含まれている可能性があるともいえる．

発熱は伴わないことが多く，**発熱が伴う場合でも短時間で軽快することが多い．**持続する発熱は細菌感染の関与を疑う．

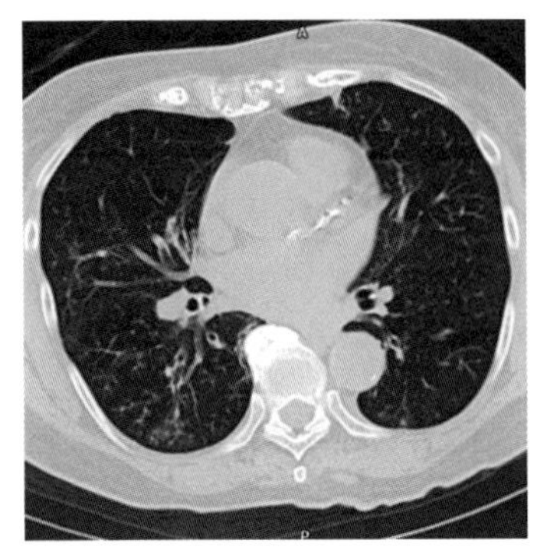

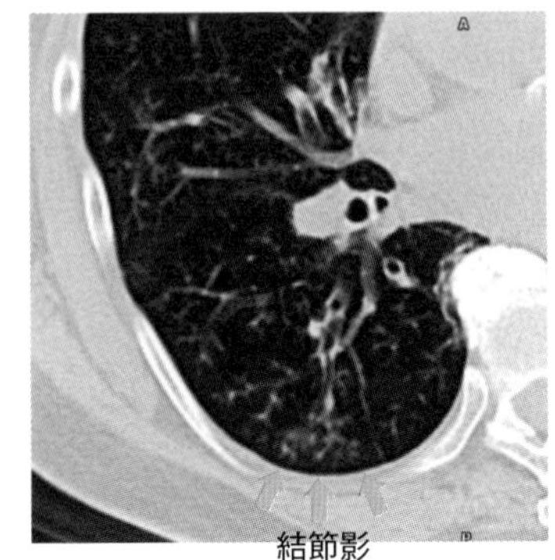

図5　**DABの画像所見**

(2) 画　像

胸部X線上は明らかな肺炎を示唆する陰影を欠き，胸部CTにてびまん性小葉中心性の小粒状影や結節影を認める．気管支拡張や気管支壁の肥厚も認める(図5)．高分解能CT（high-resolution computed tomography；HRCT）撮影が有用である．

びまん性汎細気管支炎（diffuse panbronchiolitis；DPB）に比べるとその陰影はやや限局性であり，その分布は背側に優位なことが多いといわれているが，そうではないケースも少なくない．

(3) 治　療

急性期には気管支拡張薬（吸入剤または貼付剤），副腎皮質ステロイド（内服または静注），抗菌薬（内服または静注）が投与されているが，経験的なものでありエビデンスは乏しい．**細菌感染がDABに与える影響は不明であり，やみくもに抗菌薬を投与すべきではない．**

誤嚥対策が最も重要であり，禁食のみで軽快するケースも多いが，抗菌薬を投与しなければ耐性菌の出現リスクも低いため，**DABによる喘鳴や発熱に対処しながら経口摂取を継続するケースも存在する**．また高齢発症の気管支喘息と誤って診断されている場合は，不要な気管支喘息治療薬の中止を検討する．

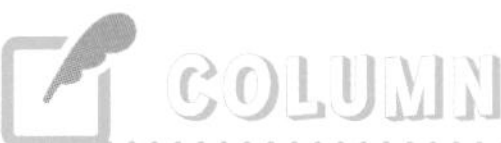

新型コロナウイルス感染症と誤嚥性肺炎

2019年12月31日，世界保健機関（world health organization；WHO）に「中国湖北省武漢市で原因不明・病因不明の肺炎が集団発生している」という情報がもたらされ[10]，その後，この肺炎は新型コロナウイルス（SARS-CoV-2）による感染症（coronavirus disease 2019；COVID-19）であることが判明した．

ご存知のようにCOVID-19はその後中国全土へと広がり，そして世界に拡散されていった．本書執筆時点（2020年5月10日）では，世界中で400万人以上の感染者が報告されており，わが国の感染者数は約1万5千人以上となっている．

COVID-19の臨床症状は，発熱が最も多く，咳嗽，息切れ，倦怠感も多くみられる．下痢や嘔吐などの消化器症状は少ない[11]．確定診断は，RT-PCR検査でSARS-CoV-2を検出することによって行うことが一般的である（2020年3月6日から保険適用）が，初期診断においては胸部CTがRT-PCR検査よりも感度がよい（98％ vs. 71％）という報告[12]があるなど，胸部CTの有用性が示されている．COVID-19による肺炎CT所見の特徴[13]（表9）と実際の症例のCT画像（図6）を示す．

表 9　COVID-19 肺炎の CT 所見

典型的な所見
1. 初期は片側性ないし両側性の胸膜直下のすりガラス影，背側または下葉優位 2. 円形の多巣性のすりガラス影 3. 進行するとcrazy-paving patternやコンソリデーションなどの割合が増加 4. 器質化を反映した索状影の混在
非典型的な所見
1. すりガラス影を伴わない区域性の浸潤影 2. 空洞，境界明瞭な結節・腫瘤 3. 小葉中心性の粒状影，tree-in-bud appearance 4. 胸水（重症例ではみられることがある）

〔日本放射線科専門医会・医会，他：新型コロナウイルス感染症（COVID-19）に対する胸部CT検査の指針（Ver.1.0），2020/04/23. https：//jcr.or.jp/covid19_2020/0423_ct_ver_1-0/（アクセス2020/05/10）より〕

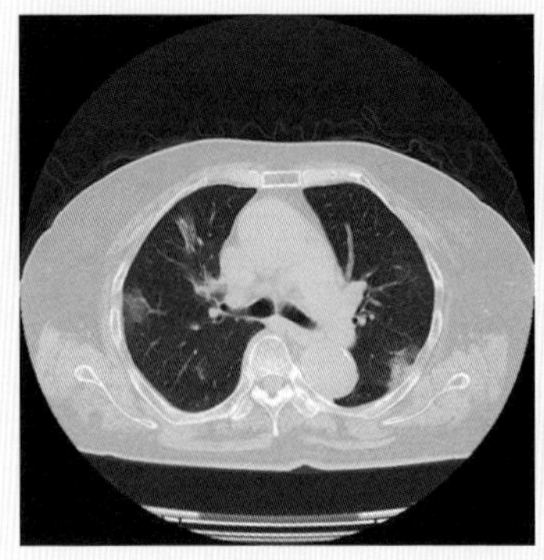

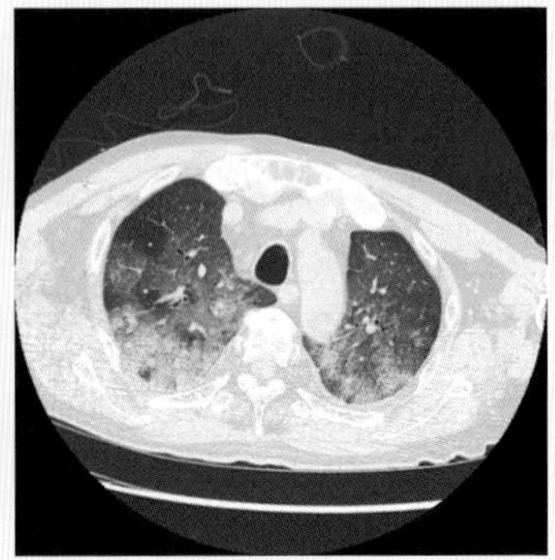

〔写真提供：関西医科大学総合医療センター 呼吸器膠原病内科 石浦嘉久氏，
同 救急医学科 中森　靖氏〕

図6　COVID-19による肺炎のCT画像

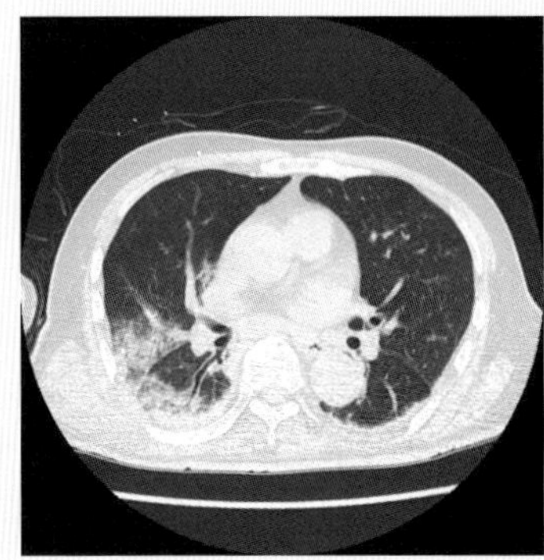

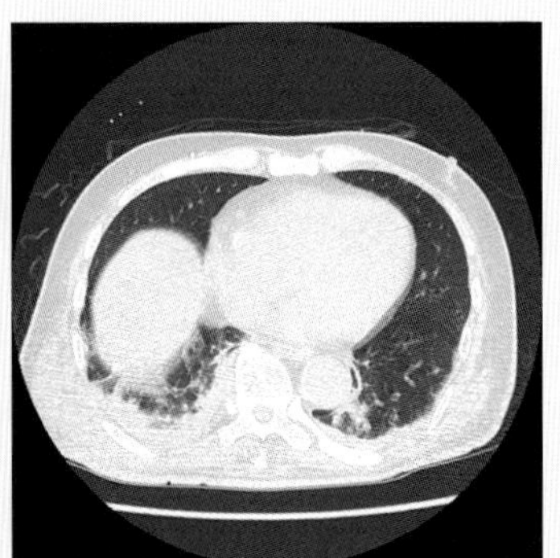

〔写真提供：関西医科大学総合医療センター 呼吸器膠原病内科 石浦嘉久氏，
同 救急医学科 中森　靖氏〕

図7　誤嚥性肺炎が疑われたCOVID-19肺炎のCT画像

COVID-19による肺炎には特徴があるが，広義の誤嚥性肺炎（誤嚥性肺炎や誤嚥性肺臓炎，DABを含む）と同じ「肺炎」であり，当然であるが共通した所見を有する．COVID-19流行下において嚥下障害を呈した患者が肺炎を発症した場合には，誤嚥性肺炎だけでなくCOVID-19肺炎の可能性も（もちろん他原因の可能性も）念頭に置かなければならない．

図7はCOVID-19肺炎のCT画像であるが，両肺下葉背側優位のすり

ガラス影，浸潤影はCOVID-19肺炎の画像としてはやや非典型的であり，誤嚥性肺炎と類似した所見を呈している．実際に患者の既往歴には，くも膜下出血（左片麻痺，脳室－腹腔シャント術後，経鼻経管栄養）があり，肺炎発症当初は誤嚥性肺炎が疑われていた．発熱から6日後にRT-PCR陽性と判明したため，高次医療機関へ転送されたのちファビピラビル（アビガン®），ナファモスタット（フサン®），シクレソニド（オルベスコ®）などが投与され，軽快している．

「嚥下障害患者の肺炎＝（広義の）誤嚥性肺炎」という短絡的な思考は危険であることはいうまでもないが，これからは鑑別を要する疾患としてCOVID-19肺炎もあげなければならなくなるのかもしれない．

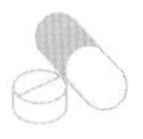

誤嚥性肺炎の予防

1．誤嚥性肺炎

すでに述べたように誤嚥に引き続き肺炎が生じるかどうかは，侵襲と抵抗のバランスで決まる．よって予防には侵襲を減らす，または抵抗力を高めるかのいずれか，または両方のアプローチが重要となる．薬物療法はその両方に有効性が期待でき重要である．誤嚥性肺炎の再発予防に有用と報告されている薬剤を示す（表10）．咳嗽反射や嚥下反射の誘発へのサブスタンスPの関与についてはすでに述べたが，表10にあげた薬剤の多くは咽頭でのサブスタンスPの分泌促進やサブスタンスPの濃度を高める効果があり，咳嗽や嚥下の反射を改善させるといわれている．

この薬物療法は，その簡便性から嚥下障害患者に広く用いられている．しかし，高齢者はもともと多剤併用（ポリファーマシー）していることが多く，さらに薬剤を追加することは本来望ましいことではない．投与薬剤数が多くなると，有害事象の発生率が上昇するリスクがあることは周知のことであろう[20]．

アマンタジン（シンメトレル®）には重篤な副作用を呈する可能性があり，

表 10　**誤嚥性肺炎の再発予防に有用と報告されている薬剤**

アンジオテンシン変換酵素（ACE）阻害薬＊
ACE阻害薬の副作用として乾性咳嗽がよく知られているが，脳血管障害のために咳嗽反射が低下した高齢者にACE阻害薬を投与すると咳嗽反射が改善する．そこで脳血管障害を有する高齢高血圧患者にACE阻害薬を投与したところ，肺炎発症率を有意に低下させた[14]．
アマンタジン（シンメトレル®）
嚥下反射の低下した脳血管障害患者にレボドパ含有製剤を投与したところ，嚥下反射が改善した．そこでドパミン遊離促進薬である本剤を投与したところ，脳血管障害を有する高齢患者における肺炎発症率を有意に低下させた[15]．
シロスタゾール（プレタール®）
脳血管障害を有する患者における肺炎発症率を有意に低下させた[15]．嚥下反射の改善効果によると推定されている．
半夏厚朴湯（はんげこうぼくとう）
嚥下反射時間を短縮させることによって，長期療養型病院入院中の患者の肺炎発症を有意に抑制したとの報告がある[16]．
葉　酸
葉酸の欠乏は高齢者において嚥下機能を低下させるといわれており，葉酸の補充が肺炎の発症を抑止しうると報告されている[17]．

＊：ACE阻害薬の誤嚥性肺炎の予防効果はアジア人の脳卒中患者において認められるもので，白人にはその効果は認められない[18), 19]．

誤嚥性肺炎の予防目的にルーティンで使用することは推奨しない，シロスタゾール（プレタール®）には出血の危険性があり，誤嚥性肺炎の予防目的には使用すべきではないとするシステマチックレビューもある[21]．

一方，鎮静作用や筋弛緩作用のある薬剤（睡眠薬や抗不安薬など），ドパミン遮断作用のある薬剤（抗精神病薬や制吐薬など）などを減量・中止することで，嚥下機能が明らかに改善するケースはしばしば経験する．これは，再発予防に有用と考えられる薬剤を追加投与する**「足し算」の薬物療法に対し，「引き算」の薬物療法ともいえるアプローチ**だが，処方医師と連携したうえで検討したい．

2. 誤嚥性肺臓炎

意識障害の原因がてんかん発作，薬剤の過剰摂取，全身麻酔であれば，その再発予防対策は比較的容易である．誤嚥性肺炎と同様，抗精神病薬，睡眠薬，麻酔薬などを中止・減量することで改善するケースも少なくない．しかし，重度の脳血管障害などに起因する遷延性意識障害の多くが回復困難であり，逆流・嘔吐の誘引を可能な限り究明し，その原因に対してアプローチをしていくことが重要となる．

経皮内視鏡的胃瘻造設術（percutaneous endoscopic gastrostomy；PEG）施行患者において，**モサプリド（ガスモチン®）の食前投与が肺炎発症を有意に抑制したとの報告**[22]がある．これは本剤の薬効から，胃排出能が低下したPEG施行患者の逆流誤嚥による肺臓炎の発症を抑制したと考えるべきであろう．胃排出能低下を改善する効果は，漢方薬の六君子湯や大建中湯でも多くの報告がなされている．また半固形化経腸栄養剤は，胃蠕動運動の促進や胃食道逆流の予防効果があるといわれている．

以上のように対応しても繰り返し逆流が起こる場合には，腸内に栄養剤を直接投与する経腸栄養法（空腸瘻など）を選択する場合もある．その他，プロトンポンプ阻害薬（PPI）により胃内容物のpHを中性化することで肺損傷を抑えることができるという報告がある一方，投与による肺炎リスクの上昇も報告されている[23),24)]．PPI服用による胃内pH上昇で胃内の殺菌能が低下し，増加した胃内の細菌を誤嚥することで肺炎が発症するという仮説が立てられているが，投与期間依存性ではなく投与初期にリスクが高まることなど不明な点は多い．

また，誤嚥性肺臓炎に関する疫学的調査を行った報告[25]では，センノシド（プルゼニド®）を内服していた患者は1例も肺臓炎を発症していなかったとしている．そして，その後すべての患者にセンノシドを投与した結果，肺臓炎は発症しなくなったと報告されている．

大腸刺激性下剤には耐性や依存の問題があり，全症例への長期間投与はいささか乱暴に思えるが，排便コントロールが重要であるという点には経験的に強く同意する．実際，排便コントロールを重視するようになってからの嘔吐は確実に減り，それに伴い嘔吐後の発熱も減少している．

このほか，薬物療法ではないが，1回の食事量の制限，食後の坐位，夜間就寝中の頭部挙上なども有効である．

3．びまん性嚥下性細気管支炎

DABの予防においても，誤嚥対策は最も重要である．誤嚥性肺炎への対策と同様に，嚥下機能に影響を与える薬剤の減量・中止を検討すべきである．誤嚥性肺炎の再発予防に有用と報告されている薬剤（表10）の投与が検討されるが，これらの薬剤のDABへの効果は定かではない．

慢性期における増悪予防にマクロライド系抗菌薬〔クラリスロマイシン（クラリス®，クラリシッド®）〕が有効であったという報告[26]があり，多くの症例での投与を経験している．

自験例を提示する．

誤嚥性肺炎軽快後当院に紹介されたDAB疑いの症例

症　例：94歳女性
既往歴：甲状腺機能低下症，骨粗鬆症，アルツハイマー型認知症
現病歴：以前より施設に入所中．数年前から喘息を指摘されているが，特に投薬はされていない．夕食後に喘鳴，呼吸苦が出現し，前医に救急搬送となった．画像上は明らかな肺炎像は認めなかったが，これまでも繰り返す誤嚥性肺炎で入院歴があることと，日常的にムセを認めていたことから「臨床的に」誤嚥性肺炎と診断された．禁食，抗菌薬の投与で軽快し，入院継続目的に当院を紹介，転院となった．
前医で撮影された画像を再確認したが，やはり肺炎を示唆する陰影は認めず，エピソードからはDABを考えるべき症例であった．嚥下機能に影響を与える薬剤の内服歴はなく，速やかに経口摂取（刻み食）を再開した．また増悪予防目的にクラリスロマイシン200mg/日の投与を開始した．食後に軽度の息苦しさを訴えることはあったが，明らかな再増悪は認めず，施設へ再入所となった．再入所後も再燃なく経過している．

マクロライド系抗菌薬は，抗菌作用以外に免疫調整作用・抗炎症作用が注目されている．DPBへの有効性はよく知られているが，DABやCOPDの増悪予防に対する有効性はエビデンスが蓄積されつつあるところである[26),27)]．しかし，耐性菌の増加が懸念されており，漫然と処方することは避けるべきであり，適正な投与期間や投与量について，エビデンスの集積が待たれる．

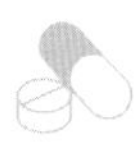

チーム医療の重要性

呼吸器科医と非呼吸器科医の間で治療された高齢肺炎患者における予後の違いを評価した報告[28]を紹介する．ここでは「高齢者肺炎の予後は，呼吸器科医による治療によって必ずしも改善するとは限らず，宿主因子のほうがより関連している」と述べられている．COPDや気管支喘息は，呼吸器科医がみることで予後が改善する疾患といわれている[29]こととは，一見対極の結論のように思われる．この報告は「高齢者肺炎は誰がみても変わらない」と言いたいのだろうか？　いや，そうではない．この報告の最後には，「この研究は，各臨床医との協力の重要性が増していることを示している」と書かれている．高齢者の肺炎・誤嚥性肺炎は境界領域にある疾患であり，複数の診療科の協同，ときには抗菌薬適正使用支援チーム（antimicrobial stewardship team；AST）や栄養サポートチーム（nutrition support team；NST）などの医療チームも加わって治療・予防を行うことにより，予後の改善が期待できるのではないかと考えている．そして，これは医師・歯科医師にとどまるものではない．嚥下障害，誤嚥性肺炎を正しく学んだ多くの医療職による連携が，さらなる治療・予防の質の向上に寄与すると考えている．

文　献

1）Yoneyama T, et al : Oral care reduces pneumonia in older patients in nursing homes. J Am Geriatr Soc, 50 : 430-433, 2002

2）日本呼吸器学会成人肺炎診療ガイドライン 2017 作成委員会・編 : 成人肺炎診療ガイドライン 2017. 日本呼吸器学会 , 2017

3）Komiya K, et al : Computed tomography findings of aspiration pneumonia in 53 patients. Geriatr Gerontol Int, 13 : 580-585, 2013

4）Akata K, et al : The significance of oral streptococci in patients with pneumonia with risk factors for aspiration: the bacterial floral analysis of 16S ribosomal RNA gene using bronchoalveolar lavage fluid. BMC Pulm Med, 16: 79, 2016

5）嚥下性肺疾患研究会世話人・編 : 嚥下性肺疾患の診断と治療 . ファイザー , 2003

6）Marumo K, et al : Postgastrectomy aspiration pneumonia. Chest, 107 : 453-456, 1995

7）Mendelson CL : The aspiration of stomach contents into the lungs during obstetric anesthesia. Am J Obstet Gynecol, 52 : 191-205, 1946
8）Bynum LJ, et al : Pulmonary aspiration of gastric contents. Am Rev Respir Dis, 114 : 1129-1136, 1976
9）Joundi RA, et al : Antibiotics"just-in-case"in a patient with aspiration pneumonitis. JAMA Intern Med, 175 : 489-490, 2015
10）World Health Organization：Novel Coronavirus（2019-nCoV）Situation report - 1. 2020/01/21. https：//www.who.int/docs/default-source/coronaviruse/situation-reports/20200121-sitrep-1-2019-ncov.pdf?sfvrsn ＝ 20a99c10_4（アクセス 2020/05/10）
11）忽那賢志：総説 新型コロナウイルス感染症 . J-IDEO PLUS. 中外医学社 , 2020
12）Fang Y, et al：Sensitivity of Chest CT for COVID-19：Comparison to RT-PCR. Radiology, 2020（Online ahead of print）
13）日本放射線科専門医会・医会，他：新型コロナウイルス感染症（COVID-19）に対する胸部CT検査の指針（Ver.1.0），2020/04/23. https：//jcr.or.jp/covid19_2020/0423_ct_ver_1-0/（アクセス 2020/05/10）
14）Arai T, et al : ACE inhibitors and protection against pneumonia in elderly patients with stroke. Neurology, 64 : 573-574, 2005
15）Yamaya M, et al：Interventions to prevent pneumonia among older adults. J Am Geriatr Soc, 49：85-90, 2001
16）Iwasaki K, et al：A pilot study of Banxia Houpu Tang, a traditional Chinese medicine, for reducing pneumonia risk in older adults with dementia. J Am Geriatr Soc, 55：2035-2040, 2007
17）Ohrui T：Preventive strategies for aspiration pneumonia in elderly disabled persons. Tohoku J Exp Med, 207：3-12, 2005
18）van de Garde EM, et al：Angiotensin-converting enzyme inhibitor use and pneumonia risk in a general population. Eur Respir J, 27：1217-1222, 2006
19）Teramoto S, et al：ACE inhibitors prevent aspiration pneumonia in Asian, but not Caucasian, elderly patients with stroke. Eur Respir J. 29：218-219, 2007
20）Kojima T, et al：High risk of adverse drug reactions in elderly patients taking six or more drugs：analysis of inpatient database. Geriatr Gerontol Int. 12：761-762, 2012
21）El Solh AA, et al：Pharmacologic prevention of aspiration pneumonia：a systematic review. Am J Geriatr Pharmacother. 5：352-362, 2007
22）He M, et al：Mosapride citrate prolongs survival in stroke patients with gastrostomy. J Am Geriatr Soc, 55：142-144, 2007
23）Johnstone J, et al：Meta-analysis：proton pump inhibitor use and the risk of community - acquired pneumonia. Aliment Pharmacol Ther, 31：1165-1177, 2010
24）Lambert AA, et al：Risk of Community-Acquired Pneumonia with Outpatient Proton-Pump Inhibitor Therapy：A Systematic Review and Meta-Analysis. Plos One 10：e0128004, 2015

25) Takahashi M, et al : Constipation and aspiration pneumonia. Geriatr Gerontol Int, 12 : 570-571, 2012

26) Miyashita N, et al：Macrolide Therapy for Prevention of Exacerbation in Individuals with Diffuse Aspiration Bronchiolitis. J Am Geriatr Soc, 64：665-666, 2016

27) Cao Y, et al：Effects of long-term macrolide therapy at low doses in stable COPD. Int J Chron Obstruct Pulmon Dis, 14：1289-1298, 2019

28) Komiya K, et al：Evaluation of prognostic differences in elderly patients with pneumonia treated by between pulmonologists and non-pulmonologists：a propensity score analysis. Clin Respir J, 10：462-468, 2016

29) 山谷睦雄，他：わが国における気管支喘息および慢性閉塞性肺疾患死亡率：呼吸器専門医数および呼吸器内科教授在籍との関係 . 日医雑誌 , 141 : 2003-2007, 2012

第5章

疾患別の対応

1 アルツハイマー型認知症

ESSENCE

- 認知症で最も多いのはアルツハイマー病が原因で生じるアルツハイマー型認知症である．
- 症状は脳神経が壊れることで誰にでも生じる中核症状と患者個人によってさまざまな周辺症状に分けられ，食行動の障害も周辺症状の一つである．
- 誤嚥の出現は終末期近くになってからであり，初期は食欲の増進と減退の混在や中期以降は食事を拒む拒食様症状などの食行動の障害が現れる．
- 中核症状はコリンエステラーゼ阻害薬やNMDA受容体拮抗薬で進行を遅らせることができる．周辺症状には基本は非薬物療法で対応する．
- 食べない症状に対して，抗うつ薬や抗精神病薬，漢方薬での臨床実績がある．誤嚥に対しては，ニセルゴリン，シロスタゾールに改善効果が報告されている．

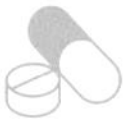

アルツハイマー型認知症とは

アルツハイマー型認知症はアルツハイマー病を原因として生じる認知症であり，脳内にタウタンパク質が溜まることで脳が徐々に萎縮していく進行性の疾患である．最も多い認知症であり，認知症のうちの約半数はアルツハイマー型といわれている（図1）[1)]．

アルツハイマー型認知症の症状は，中核症状と周辺症状（行動・心理症状ともいう）に分類される（図2）．中核症状とは，アルツハイマー病によって脳神経が壊れることで直接的に生じる症状のことをいい，**一部は薬剤で進行を遅**

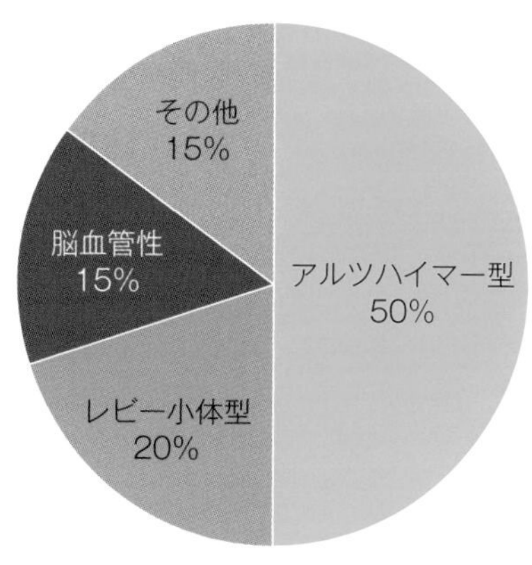

アルツハイマー型認知症が約半数を占める.

図 1　**認知症原因疾患の内訳**

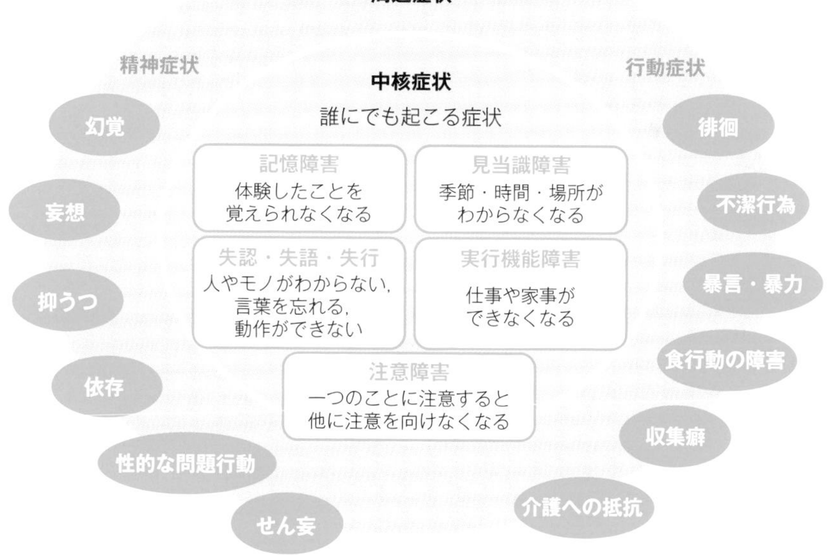

アルツハイマー型認知症の症状には,「誰にでも生じる中核症状」と「中核症状が原因となり環境などに影響されて出現する周辺症状」に分けられる.

図 2　**アルツハイマー型認知症の主な中核症状と周辺症状**

らせることはできるが，基本的には治せない症状である．これら中核症状があるために，その影響で周辺症状やその一つである食行動の障害が生じる．

周辺症状は，脳の病変が直接の原因ではなく，脳の病変によって現れたいろいろな**中核症状が原因となり，その認知症患者の性格や経験してきたこと，生活している環境や人間関係に影響されて生じる**．比較的共通した症状を呈する中核症状とは違い，周辺症状は患者個人によって症状はさまざまである．

主な周辺症状には，行動症状（徘徊，不潔行為，暴言・暴力，食行動の障害，収集癖，介護への抵抗）と精神症状（幻覚，妄想，抑うつ，依存，性的な問題行動，せん妄）などがあるが，これらがすべてではなく，周辺症状が複数みられることや，ここにあげた以外の症状がみられることもある．

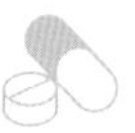

嚥下障害の特徴

アルツハイマー型認知症の大きな特徴としては，その名のとおり「認知症」であり「身体症」ではない．アルツハイマー型認知症の早期から認知機能の障害が出現するが，身体機能の障害が出現するのは病期がかなり進行してからであり，嚥下機能も同様に比較的終末期に近づくまで保たれる．そのため，嚥下に関する症状は誤嚥や肺炎よりも，「食べない」，「食事に時間がかかる」といった**食行動の障害が多くみられ**（図3），**誤嚥が問題となるのは終末期が近づいてからである**[2)]．

臨床では，口腔から咽頭への送りこみがうまくいかなくなる患者が散見され，食事介助に難儀することがあるが，咽頭まで吸い飲みやシリンジで流しこめば嚥下反射は良好であり，誤嚥なく嚥下することが可能なことが多い（図4）．「食べない」ときの対処法の一つとして覚えておくとよい．

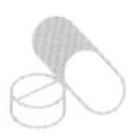

食欲の特徴

初期のアルツハイマー型認知症は，食欲の増進と低下する患者が混在する．エピソード記憶の障害により食事をしたことを忘れて，食事が終わった直後に

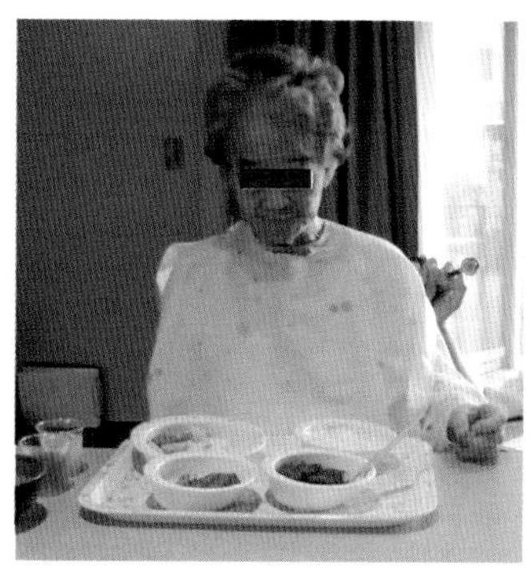

目の前に食事を置いても見当識障害や記憶障害，
注意障害のために食べなかった．

図 3　**アルツハイマー型認知症患者の食事場面**

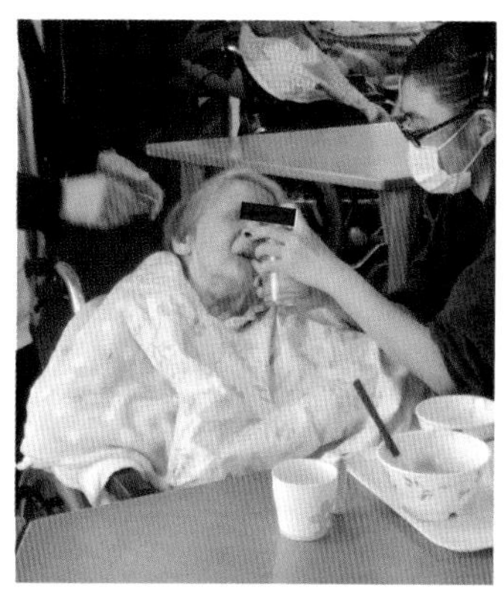

介助場面

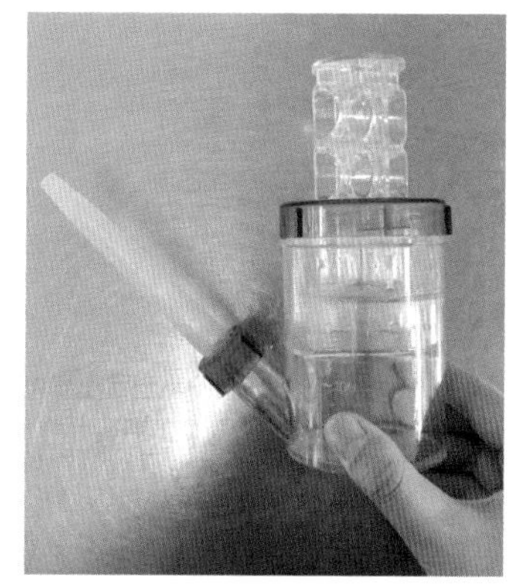

吸い飲み様食具
（らくらくゴックン®：斉藤工業株式会社）

アルツハイマー型認知症は嚥下反射が良好なため，咽頭にまで送りこめれば
誤嚥なく嚥下できることが多い．食具の先端を舌根付近まで入れ，咽頭に
ペースト食を流し込んでいる．

図 4　**吸い飲み様の食具を利用した食事介助**

「食事はまだかな？」と聞いてくるというのは，よく耳にする症状であるが，そのときに再度食事を提供してもある程度食べることがある．これらは満腹中枢の障害による可能性も考えられている．一方，抑うつ症状を来した場合には経口摂取量が減少する．

アルツハイマー型認知症の中期以降になると詳細な原因はわからないが，なぜか口から食べることを突然拒む患者がいる（拒食様症状）．突然，食事に時間がかかるようになり，数口は食べるが，それでも一口の食事を飲みこむのにも数分かかることがある．アルツハイマー型認知症による脳の萎縮が満腹中枢に影響を与えるのか，食事に対して強烈なマイナスイメージができてしまっているのかは不明であるが，頑固に食べないという症状に介護者や家族は途方に暮れることになる．この食べない時期は患者によりバラつきはあるが，終末期でなければ数カ月すると突然拒否が緩み，また食べるようになることがほとんどである．この食べない時期を経管栄養で乗り切るのも一法である．

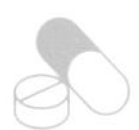

投　薬

1. 中核症状に対する投薬

(1) コリンエステラーゼ阻害薬

アルツハイマー型認知症の中核症状を一時的に改善する薬剤である．進行を完全に止めるものではなく，薬剤を服用していても症状は進行する．費用対効果に乏しい薬剤の一つであり[3]，服用により症状の改善を家族が実感できることもあるが，なかには「気休め」として処方され続けていることもある．

大きなとらえ方としては，認知機能の改善に加えて活動性を上げる効果があり，抑うつ状態やアパシーの改善に有効とされる．抑うつ状態により食欲低下していた場合には食欲の改善に働く．

現存するコリンエステラーゼ阻害薬3種類〔ドネペジル（アリセプト®），ガランタミン（レミニール®），リバスチグミン（イクセロン®，リバスタッチ®）〕の使い分けには諸説あるが，服薬のコンプライアンスや処方の慣れで使い分けられていることが多い．食事に関しては，リバスチグミンに食欲改善効果があるといわれており[4]，今後の臨床データの蓄積が期待されている．

コリンエステラーゼ阻害薬は，**処方開始時や増量時に食欲低下を来す**ことがあるため，処方変更時にはきちんとフォローすることが重要である．あまり知られていないが，**血中のアセチルコリン濃度が増えることにより唾液分泌を増**

加させる効果があるため，処方することにより「流涎が増えた」，「ノドでゴロゴロいうようになった」という訴えを聞くことがあり，その際には処方内容の変更を検討する必要が出てくる．

(2) NMDA受容体拮抗薬：メマンチン（メマリー®）

コリンエステラーゼ阻害薬と異なり，認知機能の改善に加えて活動性を下げる効果を有する．暴言や暴力がみられる患者に対して用いられることが多い．ただし，なかには投与することでさらに活動性が上がる患者も存在する．

NMDA受容体拮抗薬の効果がみられた場合は，気質が穏やかになり介護がしやすくなるが，効きすぎると傾眠や意欲低下を来す場合もあり，食欲減退の原因となっていることがある．

2．周辺症状に対する投薬

周辺症状に対しては，基本は投薬以外の対応を心がけ，薬剤が第一選択になってはならない．どうしても仕方がないときに投薬でのコントロールを考慮するが，そのときに処方されることが多いのは向精神薬である．

抑うつ症状に対しては選択的セロトニン再取り込み阻害薬（SSRI）などの抗うつ薬が選択されることもあるが，本来のうつとは異なるため改善の効果はあまり期待できない．

不安症状がひどく周辺症状を修飾している場合には抗不安薬が処方される．ただし，ベンゾジアゼピン系薬剤は副作用も多く，抗コリン作用から認知機能を低下させる可能性もあるため，可能な限り処方は避けるべきである．

夜間のせん妄や不眠に対して抗精神病薬が用いられることもあるが多くは適応外使用であり，服用が10週間を超えると死亡リスクが上昇するという報告もあるため[5)]，処方には慎重にならなければならない．

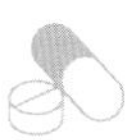

薬剤からみた要注意ポイント

1．プラス効果

アルツハイマー型認知症では，前述したように「食べない」という症状がみられることがあり，それに対して嗜好や生活歴などからさまざまなアプローチがなされるが，それでも効果がないときには薬剤での対応を考慮する．臨床実績があるのは，抗うつ薬であるSSRI，抗精神病薬である少量のドグマチール（スルピリド®），セロクエル（クエチアピン®），漢方薬の六君子湯（りっくんしとう），補中益気湯（ほちゅうえっきとう），加味帰脾湯（かみきひとう）がある．抗精神病薬を試みる場合は，副作用としての誤嚥に十分注意する．

アルツハイマー型認知症でも終末期に近づくと誤嚥を生じてくるが，その誤嚥に対してはニセルゴリン（サアミオン®）がアンジオテンシン変換酵素（ACE）阻害薬と同等の嚥下機能改善効果を有していることが報告されており[6]，試みる価値がある．またシロスタゾール（プレタール®）にも脳血流改善効果があり，嚥下機能の改善効果が報告されている[7]ため投薬を試みてもよい．

2. マイナス効果

周辺症状に対して用いられることがある**抗精神病薬は，他章で解説されているように誤嚥のリスクを高める**という副作用もあるため，どうしても処方が必要な場合にのみ処方する．そのときは，処方後に「嚥下機能が低下するかも」という目で経過をみつつ，有害事象が観察された場合には即座に中止を検討する．

文献

1）小阪憲司：レビー小体型認知症は三大認知症の１つ；知っていますか？レビー小体型認知症（レビー小体型認知症家族を支える会・編），メディカ出版 , pp14-15, 2009

2）野原幹司：第２部 認知症別食支援 第１章 アルツハイマー型認知症；認知症患者さんの病態別食支援 , メディカ出版 , pp16-37, 2018

3）公益社団ヒューマンサイエンス振興財団：平成 27 年度（2015 年度）国内基盤技術調査方向書「60 疾患の医療ニーズ調査と新たな医療ニーズⅡ」【分析編】, pp1-97, 2016

4）Tsuno N, et al : Efficacy of rivastigmine transdermal therapy on low food intake in patients with Alzheimer's disease: The Attitude Towards Food Consumption in Alzheimer's Disease Patients Revive with Rivastigmine Effects study. Geriatr Gerontol Int, 19 : 571-576, 2019

5）Arai H, et al et al : Mortality risk in current and new antipsychotic Alzheimer's disease users: Large scale Japanese study. Alzheimers Dement, 12 : 823-830, 2016

6) Nakashima T, et al : Nicergoline improves dysphagia by upregulating substance P in the elderly. Medicine, 90 : 279-283, 2011

7) Yamaya M, et al : Antithrombotic Therapy for Prevention of Pneumonia. J Am Geriatr Soc, 49 : 687-688, 2001

2 レビー小体型認知症

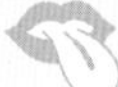
ESSENCE

- レビー小体型認知症では，比較的早期から誤嚥の症状がみられ，胃や食道の動きの低下による胃食道逆流，咽喉頭逆流による誤嚥性肺炎にも注意が必要である．
- 寡動による食事困難，幻視や傾眠，抑うつ，血圧低下，便秘による食欲低下がみられる．
- レビー小体型認知症のパーキンソニズムに対してはレボドパ含有製剤やゾニサミドが，幻視や妄想，認知機能の変動やレム睡眠行動障害に対しては抑肝散や抑肝散加陳皮半夏が用いられる．抑うつ状態による食欲低下にはSSRIやSNRIの処方を試みてもよい．
- レビー小体型認知症にメマンチンを投与すると活動が抑制され食事摂取が障害される．また，ドネペジルが嚥下機能低下や低血圧発作による誤嚥や窒息の原因となることがある．

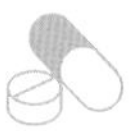

レビー小体型認知症とは

レビー小体型認知症は，アルツハイマー型認知症と同じく変性性認知症に分類され，脳神経細胞のなかにレビー小体ができることで神経細胞が徐々に変性・減少していく進行性の認知症である．患者数としてはあまり多くないと思われがちであるが，アルツハイマー型認知症に次いで多い認知症と考えられており，認知症全体に占める割合は約20％とされ[1)]，臨床現場での遭遇頻度も高い．

患者をみたときの第一印象は，アルツハイマー型認知症はどちらかというとソワソワ・キョロキョロしているのに対し，レビー小体型認知症は動作がゆっくりで目の動きも機敏ではないため，その点で大きく異なる．**比較的早期から**

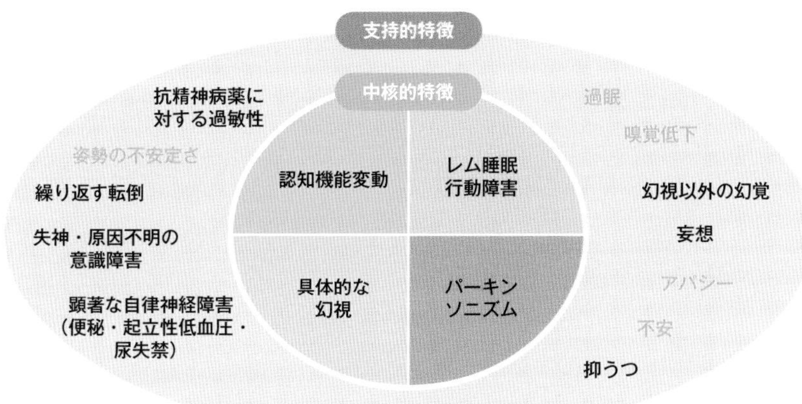

中核的特徴はレビー小体型認知症の診断根拠となる症状である．支持的特徴は，アルツハイマー型認知症の周辺症状とは異なり，中核的特徴との因果関係はないが診断の助けとなる症状である．

図1　**レビー小体型認知症の中核的特徴と支持的特徴**

身体症状が現れるという点もアルツハイマー型認知症との大きな違いであり，歩行困難，姿勢の傾斜，誤嚥といった症状が初期から認められる．

レビー小体型認知症において，アルツハイマー型で中核症状といわれているものに相当するのが中核的特徴である（図1）．中核的特徴には，①認知機能の変動，②具体的な幻視，③パーキンソニズム（図2），④レム睡眠行動障害の4つがあり，そのうち2つがあれば「ほぼ確実」，1つがあれば「疑いあり」と判断される．

アルツハイマー型認知症の場合は，中核症状に起因して出現する周辺症状があるが，レビー小体型認知症では中核的特徴と強い因果関係なく出現する症状があり，それらを支持的特徴とよぶ．支持的特徴はレビー小体型認知症だけに生じる症状ではないが，よくみられる症状であり診断の助けとなる．

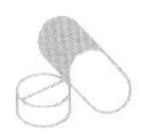

嚥下障害の特徴

誤嚥しやすいのがアルツハイマー型認知症とは異なる主要な特徴である

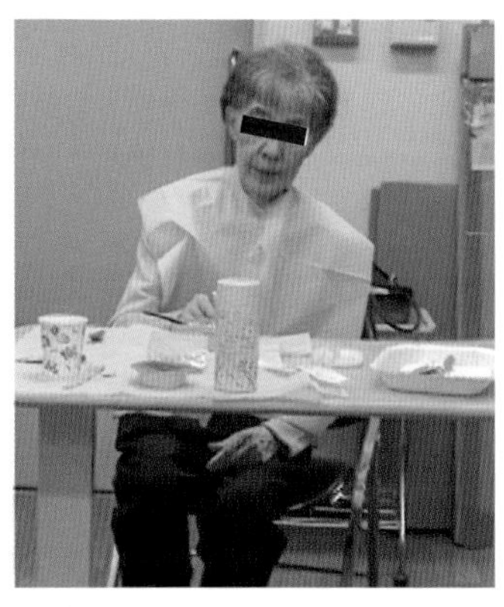

姿勢保持障害（座位での姿勢の傾き）が多い．振戦がみられることはまれである．

図２　**レビー小体型認知症でみられるパーキンソニズム**

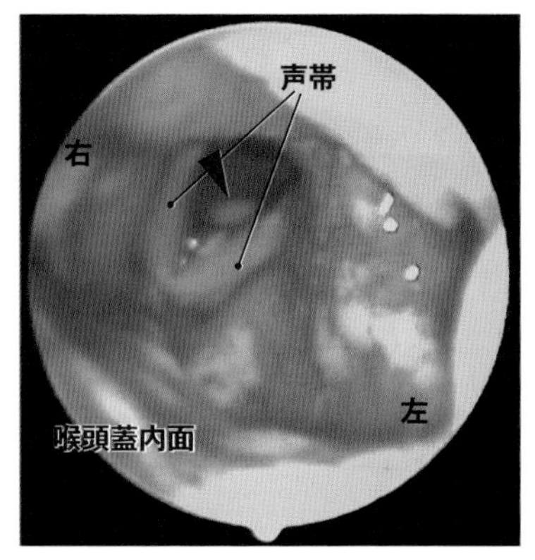

準寝たきりの患者であったが，ヨーグルトを摂取したところ喉頭侵入，誤嚥（▲）が認められた．

図３　**レビー小体型認知症でみられる誤嚥（嚥下内視鏡所見）**

（図３）．レビー小体型認知症の患者をアルツハイマー型認知症だと思ってケアをしていると，思いがけず誤嚥させたり，肺炎にさせたりすることになる．反対にアルツハイマー型認知症の患者をレビー小体型認知症だと思ってケアしてしまうと，誤嚥を恐れるあまり過度な食事制限をすることにつながりかねない．臨床現場では可能な限りこれらの認知症を鑑別しようと試みることが重要である．

特にパーキンソン病でいうオフ状態のときに誤嚥しやすいが，それに加えて，①抗精神病薬服用によるドパミン遮断，②中核的特徴のパーキンソニズムによる姿勢の崩れ，③支持的特徴の起立性低血圧，などが重なると誤嚥はさらに重度になる．

嚥下の食道期が障害されるのもレビー小体型認知症の特徴である[3]．レビー小体型認知症やパーキンソン病では便秘が多く，腸管運動が悪くなるというのは周知の症状であるが，腸管だけでなく胃や食道の動きも悪くなる．そのため嚥下物や胃酸の胃食道逆流や，さらに上部まで逆流する咽喉頭逆流[4]の頻度も高く，**逆流性の誤嚥性肺炎も警戒**しなければならない．

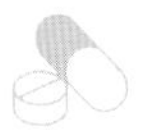

食欲の特徴

レビー小体型認知症は寡動傾向にあるため，食事摂取に時間がかかり，その結果として経口摂取量が減少することがある．また，オフ状態のときは身体が固まったように動けなくなり，まったく経口摂取できなくなる場合もある．純粋な食欲とは異なるが，このような動作の緩慢さも効率のよい栄養摂取を阻害する．

レビー小体型認知症では，中核的特徴の幻視のために「虫が入っているから食べたくない」といって食欲が低下することがある（図4）．また，レム睡眠行動障害に起因して睡眠が浅くなることがあり，その結果生じる昼間の傾眠も食欲低下を招く．

支持的特徴である抑うつ状態，嗅覚障害，血圧変動（低下），便秘なども食欲低下の原因になりうる．特に**便秘による食欲低下の頻度は高く**[5)]，レビー小体型認知症における排便コントロールの重要性を示唆している．

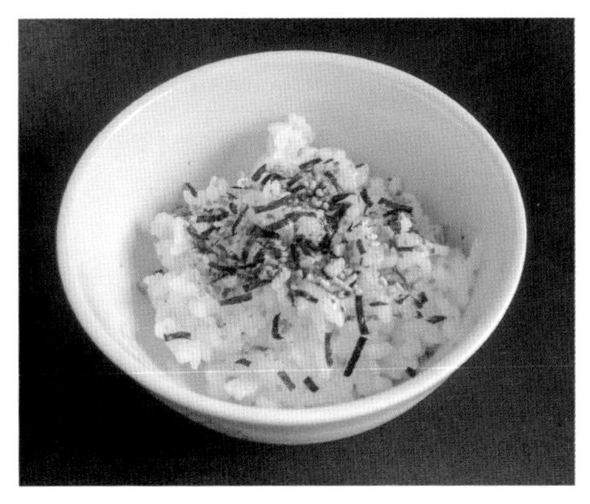

この米飯を見たときに，レビー小体型認知症の患者は，幻視のために「虫が入っている」ように見えることがある．このような幻視が食べないという行動の原因となっている．

図4　レビー小体型認知症でみられる幻視

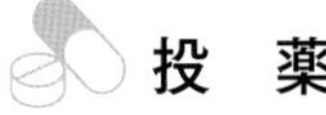

投　薬

1．中核的特徴に対する投薬

(1) ドネペジル（アリセプト®）

認知機能の低下や幻視，レム睡眠行動障害の改善が期待されている．特に幻視の軽減には有効とされる．他のコリンエステラーゼ阻害薬も有効な場合があるが，現在のところ保険適用となっているのはアリセプト®とドネペジル後発品の一部のみである（2019年8月）．ただし，コリンエステラーゼ阻害薬を服用すると脳内のアセチルコリンが増加するためにパーキンソニズムが悪化することもあり，バランスをみて投与量を調整する必要がある．

(2) レボドパ含有製剤

パーキンソニズムに対して用いられることがあるが，その効果は初期に一時的にみられるのみである．進行に伴って効果はみられなくなっても，そのまま継続投与されていることもあるが，まれに精神状態の悪化やせん妄の原因となるため，効果がみられない場合は中止を検討したい．

同様の効果を期待して処方される薬剤としてはゾニサミド（トレリーフ®）があり，ゾニサミドはレビー小体型認知症のパーキンソニズムに対して保険適用をとっている現在唯一の薬剤である（2019年8月）．

(3) 抑肝散（よくかんさん）・抑肝散加陳皮半夏（よくかんさんかちんぴはんげ）

レビー小体型認知症でみられる幻視や妄想に対して使用される頻度が高い薬剤である．認知機能の変動やレム睡眠行動障害に対しても効果を現すことがある．漢方薬であるため比較的追加処方がしやすい．

(4) その他

幻視がひどい場合は非定型抗精神病薬が有効とされるが，非定型抗精神病薬は錐体外路症状の増悪や過鎮静・誤嚥をもたらすことがあり，使用は慎重になるべきである．

レム睡眠行動障害に対しては，臨床上はクロナゼパム（リボトリール®，ランドセン®）も有効とされる．ラメルテオン（ロゼレム®）も有効とする報告があるが，比較的新しい薬剤であるため今後の臨床実績に期待したい．

2．支持的特徴に対する投薬

血圧低下（食事性および起立性）に対しては，ノルアドレナリンの前駆物質であるドロキシドパ（ドプス®）が広く用いられているが，昇圧薬のアメジニウム（リズミック®）やミドドリン（メトリジン®）が使用されることもある．また，循環血漿量を増加させるフルドロコルチゾン（フロリネフ®）も有効とされる．ただし，フルドロコルチゾンは起立性や食事性の低血圧には保険適用外であるという点に留意しなければならない．

便秘に最も多く用いられているのは酸化マグネシウムであろう．ただし，あまり知られていないが**酸化マグネシウムは酸性条件下で効果を発揮する**ため，プロトンポンプ阻害薬（PPI）やカリウムイオン競合型アシッドブロッカー（P-CAB）により胃酸分泌を抑制している場合は，効果が弱まるということを心しておくべきである．最近，ルビプロストン（アミティーザ®）やマクロゴール4000・ナトリウム・カリウム配合剤（モビコール®），リナクロチド（リンゼス®）といった新しい薬剤も発売され，特にルビプロストンはレビー小体型認知症の便秘に対して処方が増えつつある．患者によっては漢方薬の麻子仁丸（ましにんがん）が非常に有効なことがあり，処方を試みてもよい．

上部消化管の運動障害に対しては，モサプリド（ガスモチン®）やドンペリドン（ナウゼリン®）が処方されることがあるが，ドンペリドンに関してはドパミン遮断薬であるため錐体外路症状に注意を要する．同様の効果を期待して六君子湯（りっくんしとう）も用いられることがあり，食欲改善効果もあり追加処方がしやすい．

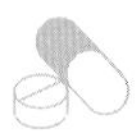

薬剤からみた要注意ポイント

1．プラス効果

レビー小体型認知症でみられる食欲低下に有効とされる薬剤はない．抑うつ状態によって食欲が低下していると考えられる場合には，抗うつ薬である選択的セロトニン再取り込み阻害薬（SSRI）やセロトニン・ノルアドレナリン再取り込み阻害薬（SNRI）の処方を試みてもよいが，レビー小体型認知症に対する有用性についての大規模研究はなされていない．個別対応として経過をみながらの処方が基本である．漢方薬の六君子湯，補中益気湯，加味帰脾湯も全例に効果があるわけではないが，一部患者には有効なことがある．

2．マイナス効果

レビー小体型認知症であるにも関わらず，アルツハイマー型認知症と誤診されてメマンチン（メマリー®）が処方されているケースが意外と多い．レビー小体型認知症はもともと活動性が低いが，メマンチンには鎮静効果があるため，服薬によりさらに活動性が抑えられ，食事摂取を含めた日常生活が著しく障害されることがある．メマンチンで過鎮静状態になっている認知症の患者では，レビー小体型認知症を疑う必要がある．

ドネペジルはレビー小体型認知症に対する適応を取っている唯一の抗認知症薬であり，認知機能の改善などには有効であるが，その一方で脳内のアセチルコリン濃度を高めるため，**レビー小体型認知症においてはパーキンソニズムを悪化させ，嚥下機能の低下につながることがある**．レビー小体型認知症におけるドネペジルの処方量は1日10mgを目標とし，症状により5mgまで減量できるとされているが，5mgでもパーキンソニズムが悪化する患者がいる．もう一つ忘れてならないのは循環器系への作用である．レビー小体型認知症はもともと副交感神経が優位になっており血圧が上がりにくくなっているが，そこにドネペジルが処方されると脳内のアセチルコリン濃度が上昇し，さらに副交感神経が優位となり低血圧発作を来しやすくなる．その低血圧発作のために誤嚥や窒息を生じることがある．

レビー小体型認知症はすべての薬剤において処方のさじ加減が難しいが，ドネペジルも同様であり，型にはまった処方ではなく臨床症状を観察しながら用量を決定するという臨床力が要求される．

レビー小体型認知症と診断されている場合には慎重になるが，診断のついていないレビー小体型認知症やアルツハイマー型認知症と誤診されている患者においては，不用意に抗精神病薬が処方されていることがある．例えば，レビー小体型認知症のレム睡眠行動障害がせん妄と誤診されて抗精神病薬が投与されるケースである．レビー小体型認知症では，抗精神病薬によるドパミン遮断作用によるパーキンソニズムの悪化，誤嚥を最大限警戒しなければならない．

文　献

1）小阪憲司：レビー小体型認知症は三大認知症の１つ；知っていますか？レビー小体型認知症（レビー小体型認知症家族を支える会・編），メディカ出版，pp14-15, 2009

2）野原幹司：第２部認知症別食支援 第２章レビー小体型認知症；認知症患者さんの病態別食支援．メディカ出版，pp38-56, 2018

3）Cersosimo MG, et al : Autonomic involvement in Parkinson's disease: pathology, pathophysiology, clinical features and possible peripheral biomarkers. J Neurol Sci, 313（1-2）: 57-63, 2012

4）Shaker R : Airway protective mechanisms: current concepts. Dysphagia, 10 : 216-227, 1995

5）山田律子：認知症高齢者の食べる喜びに向けた看護．老年精神医学雑誌，27 : 296-303, 2016

3 パーキンソン病

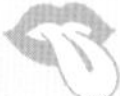
ESSENCE

- パーキンソン病では，誤嚥が多くみられる．また，嚥下の食道期が障害され，胃食道逆流や咽喉頭逆流も増える．
- 運動症状に対して，レボドパ含有製剤，ドパミン作動薬，MAO-B阻害薬，COMT阻害薬，アデノシンA_2受容体拮抗薬，アマンタジン，抗コリン薬，ゾニサミドを用いる．
- レボドパ含有製剤は，嚥下機能改善効果がみられる一方，その副作用である嘔気に対して誤嚥の原因になるドパミン遮断薬の投与には注意する．
- レボドパ含有製剤は，プロトンポンプ阻害薬やヒスタミンH_2受容体拮抗薬，酸化マグネシウムとの併用，タンパク質の多い食事の後の服用で吸収が低下する．また，酸性飲料やビタミンCとの同時服用では吸収がよくなる．

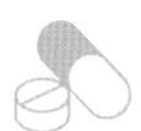

パーキンソン病とは

パーキンソン病とは，脳内のドパミン不足による錐体外路症状を示す疾患である．変性性疾患としてはアルツハイマー型認知症に次いで多く，国内に約20万人の患者がいると推定されている．

パーキンソン病は運動症状が有名であり，四大症状として安静時振戦，筋強剛，寡動，姿勢反射保持障害があるが（表1），2015年に発表されたInternational Parkinson and Movement Disorders Societyによる新しい診断基準[1]によると，まずは無動または寡動が必須で，安静時振戦か筋強剛のどちらか一方か，両方を伴う場合を「パーキンソニズム」と定義している．このパーキンソニズムに

表1　パーキンソン病の運動症状と非運動症状

運動症状	非運動症状
安静時振戦 筋強剛（固縮） 寡動 姿勢反射保持障害	睡眠障害 うつ症状 幻覚 起立性低血圧 食事性低血圧 消化管運動障害 嗅覚障害

食行動や嚥下に関しては非運動症状による影響が大きい.

加えて，支持基準とされる①ドパミン補充療法が有効，②レボドパ誘発性ジスキネジア，③安静時振戦，④嗅覚障害とMIBG心筋シンチグラフィーの異常の4つのうち2つを満たせば臨床的に確実なパーキンソン病とする.

近年は運動症状だけではなく，パーキンソン病に伴う非運動症状（表1）にも注目されるようになり，代表的なものとしては，睡眠障害，うつ症状，幻覚，起立性・食事性低血圧，消化管運動障害，嗅覚障害などがある．**食行動や嚥下に関しては，運動症状だけでなく非運動症状による影響を大きく受ける.**

病態は非常に幅が広く，病状の進行も患者によって異なり，認知機能低下を呈する場合もある．認知症を合併した場合には，認知症を伴うパーキンソン病やレビー小体型認知症と診断されることもあるが，この両者は，病理学的にはレビー小体が蓄積することによって生じる同じスペクトルにある疾患群と考えられている.

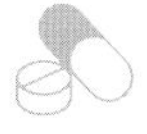

嚥下障害の特徴

パーキンソン病は，レビー小体型認知症と同様に誤嚥が多くみられるのが最も大きな特徴である．軽症例では問題ないが，Hoehn & Yahr重症度分類（表2）のⅣ度やⅤ度になると，程度はさまざまであるが誤嚥を生じるようになる．その背景には，大脳基底核のドパミン分泌の低下に伴って，咽頭へのサブスタンスPの放出が低下するために，嚥下反射や咳嗽反射が障害されるというメカニ

表 2　**Hoehn & Yahr 重症度分類**

Hoehn & Yehrの重症度分類		生活機能障害度	
Ⅰ度	症状は片側の手足のみに出現.	1度	介助がなくても，日常生活や通院が可能.
Ⅱ度	症状は両側の手足に出現.		
Ⅲ度	姿勢反射障害が出現.	2度	日常生活や通院に介助が必要.
Ⅳ度	起立や歩行はかろうじてできるが，日常生活に部分的な介助が必要なこともある.		
Ⅴ度	起立や歩行が困難となり，日常生活に介助が必要となる.	3度	全面的な介助が必要.

〔髙橋良輔, 他・監：Minds版やさしい解説図解パーキンソン病. 2014（https://minds.jcqhc.or.jp/n/pub/3/pdf/G0000629_1）より一部改変〕

ズムが関与していると考えられているが，ドパミンの関与しない延髄へのレビー小体の蓄積も嚥下障害の原因として推察されている[2)].

パーキンソン病では，オフ状態（薬剤が無効な状態）のときは嚥下反射の閾値が上がっており，（不顕性）誤嚥が増える[3)]ために，食事や嚥下の訓練はオン状態（薬剤が有効な状態）のときに行うのがリスク管理として重要（理想）である.

その他，レビー小体型認知症と共通するところが多いが，抗精神病薬の服薬，姿勢の崩れ，起立性低血圧などが誤嚥を助長する．また，嚥下の食道期が障害され[4)]，嚥下物や胃酸の胃食道逆流や咽喉頭逆流の頻度が高いこともレビー小体型認知症と共通した特徴である.

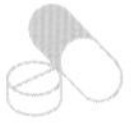

食欲の特徴

レビー小体型認知症と同様に，寡動，睡眠障害，抑うつ状態，嗅覚障害，血圧変動，便秘が食欲低下につながる.

レビー小体型認知症でも認知機能の変動（オン・オフ状態）が食事摂取に影響することがあるが，パーキンソン病においては投薬に伴うオン・オフ状態が影響を及ぼす．レボドパ含有製剤は，急激な血中濃度の上昇を防ぐために食後

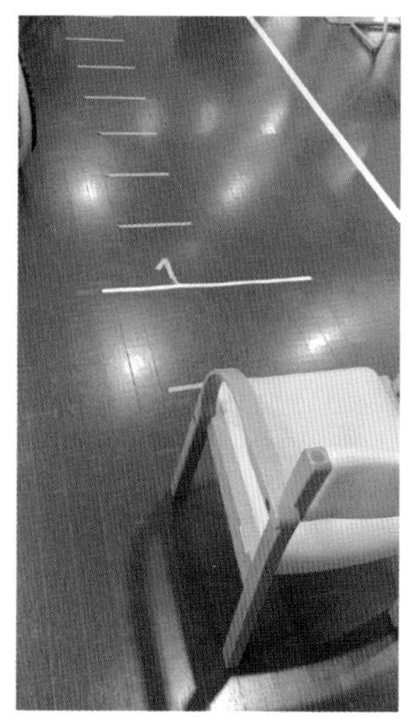

何も目印がないところを歩こうとすると足がすくむため，床に目印が付けてある．このように目印があると，すくむことなく歩ける患者が多い．

図1　**パーキンソン病の目印**

投与されることで服薬コンプライアンスを高めることが多い．しかし，その投薬方法では，食事をオフ状態に近い状態で摂取することになるため，経口摂取が進まなくなることがある．そのときは**食事前に少量のレボドパ含有製剤を服薬する**などの服薬時間の調整が必要となる．

パーキンソン病ではワーキングメモリーが障害され，同時にいろいろなことをしようとすると，そちらに気をとられて足が動かなくなる「すくみ」という症状が出現する．そのときは，目の前の線をまたぐ，階段を上るという外的な制御が入ると比較的スムーズに行動が開始できる（図1）．この症状（矛盾性運動）は，自らの意志で動き出そうとする内的制御の障害によるものとされる．食事場面でも同様の症状がみられることがあり，自ら食事を口に運ぼうと思っても手がすくんだり，嚥下をしようと思っても嚥下ができずに口腔に溜め込んだりする．そういうケースに対しては，メトロノームなどの**外的制御を与えるとスムーズに食事が進められることがある**．また，嚥下の先行期においても色がはっきりした食器にすると，それが外的制御となり食事の取り込み動作が円滑になる場合がある．

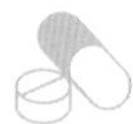

投　薬

1．運動症状に対する投薬（図2）

(1) レボドパ含有製剤（表3）

パーキンソン病の原因であるドパミン分泌低下を補う治療の基本となる薬剤であり，最も強力な治療薬である．疾患が日常生活に支障を来す場合は，ためらわずに初期から処方されるべきとされる．しかし，服用が長期間になると，レボドパの効果時間が短くなるウェアリングオフ現象，服薬後の効果発現に時間がかかるディレイドオン現象，服薬してもオン状態にならないノーオン現

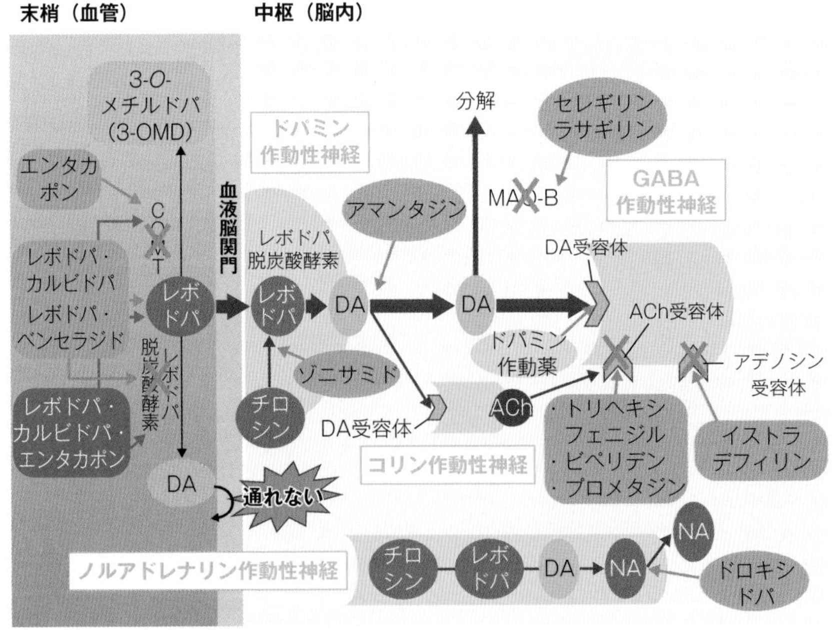

DA：ドパミン，NA：ノルアドレナリン，ACh：アセチルコリン，
COMT：カテコール-O-メチル基転移酵素，MAO-B：モノアミン酸化酵素-B

図2　抗パーキンソン病薬の作用部位

象，服薬時間に関係なくオン状態とオフ状態がみられるオン－オフ現象などがみられるようになる．また，疾患が進行するとレボドパの効果が安定せずに過剰に働くようになり，副作用としてジスキネジアを生じることがある．ただし，**軽度のジスキネジアが出ているほうが患者本人としては動きやすい場合が多い．**

レボドパは酸性条件下のほうが可溶性が高まり，小腸からの吸収効率が上がる．したがって，プロトンポンプ阻害薬（PPI）やカリウムイオン競合型アシッドブロッカー（P-CAB）などの制酸薬を服用している場合は効果が減弱するため，制酸薬の中止や投与量の増量を検討する．

表3　レボドパ含有製剤

レボドパ（ドパストン®，ドパゾール®）
レボドパ・カルビドパ（ネオドパストン®，メネシット®，デュオドーパ®）
レボドパ・カルビドパ・エンタカポン（スタレボ®）
レボドパ・ベンセラジド（マドパー®，イーシー・ドパール®，ネオドパゾール®）

(2) ドパミン作動薬（表4）

レボドパは作用時間が短く，その分作用しているときの効果を体感しやすいが，日常生活を送るには作用していないときのベースをアップする必要があり，そこで用いられるのがドパミン作動薬である（図3）．ドパミン作動薬は一般に作用時間が長く，1日1回の服薬・貼付でよい．最近は非麦角系の薬剤

表4　ドパミン作動薬

麦角系
カベルゴリン（カバサール®）
ブロモクリプチン（パーロデル®）
ペルゴリド（ペルマックス®）
非麦角系
アポモルヒネ（アポカイン®）
タリペキソール（ドミン®）
プラミペキソール（ビ・シフロール®，ミラペックス® LA）
ロピニロール（レキップ®）
ロチゴチン（ニュープロ®）

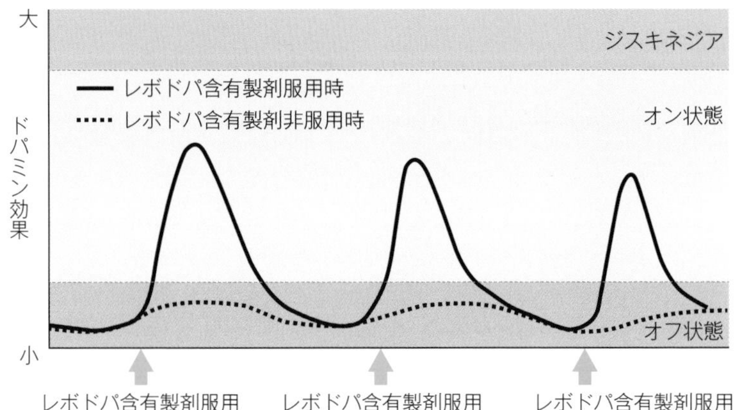

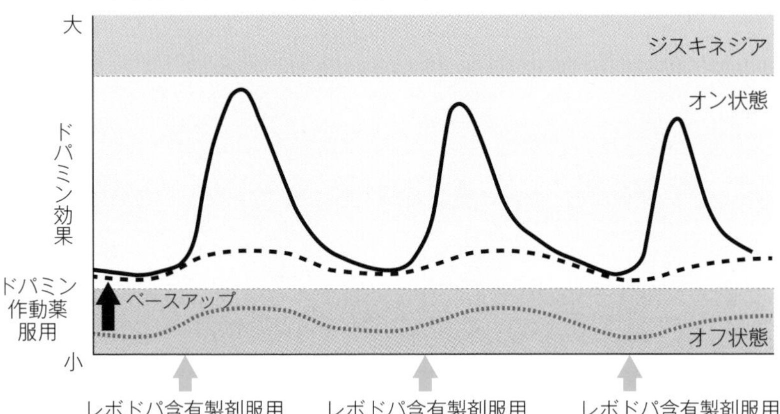

レボドパ含有製剤のみでは効果が切れたときにオフ状態になるが，ドパミン作動薬でベースアップすることでオフ状態を回避できる．

図3　レボドパ含有製剤とドパミン作動薬服用時のドパミンの効果（イメージ）

が主に用いられており，心臓弁膜症などの副作用はほぼみられなくなったが，レボドパ含有製剤と比べると突発性睡眠，幻覚，姿勢異常，咽頭違和感が多くみられるため，処方時に注意深い経過観察を要する．臨床現場ではこれら副作用を向精神薬でコントロールしようとしている例をみかけるが，減薬や薬剤の変更で対応すべきである．

レキップ®CR（ロピニロール）やミラペックス®LA（プラミペキソール）などは，粉砕すると効果が不安定になったり，副作用がみられたりする特殊な錠剤である．処方の際には，錠剤が飲めることを確認してから行う．

近年開発された注射剤〔アポカイン®（アポモルヒネ）〕は，オフ状態改善のレスキュー薬として承認されている．

(3) モノアミン酸化酵素-B（MAO-B）阻害薬（表5）

ドパミンの分解を抑制する作用があり，単剤処方ができる薬剤もあるが，レボドパの効果を持続させるために補助的に処方されることが多い．ノルアドレナリンやセロトニンなど他の神経伝達物質の分解も抑制するため，服薬すると意欲が出て気分が明るくなる傾向がある．セレギリン（エフピー®）は，覚せい剤原料の扱いであるため海外への持ち出しは禁止である〔サフィナミド（エクフィナ®）やラサギリン（アジレクト®）は覚せい剤原料にはならないため持ち出し可〕．

表5　**MAO-B 阻害薬**

サフィナミド（エクフィナ®）
セレギリン（エフピー®）
ラサギリン（アジレクト®）

(4) カテコール-*O*-メチル基転移酵素（COMT）阻害薬〔エンタカポン（コムタン®）〕

末梢でのレボドパの分解を抑制する作用があり，レボドパの効果を増強する効果がある．基本はレボドパ含有製剤と同時に処方される．

(5) アデノシンA_2受容体拮抗薬〔イストラデフィリン（ノウリアスト®）〕

比較的新しい経口の抗パーキンソン病薬である．通常はレボドパ含有製剤と併用され，ウェアリングオフの改善に用いられる．

(6) アマンタジン（シンメトレル®）

線条体でのドパミン放出を促す働きがあるが，抗パーキンソン病薬としては効果が弱い．副作用として幻覚や妄想が出やすい．

(7) 抗コリン薬（表6）

主に振戦に対して効果があるが，副作用に認知機能低下があるため，高齢者ではあまり用いられない．

表6　**抗コリン薬**

トリヘキシフェニジル（アーテン®）
ビペリデン（アキネトン®）
ピロヘプチン（トリモール®）
マザチコール（ペントナ®）

(8) ゾニサミド（トレリーフ®）

抗てんかん薬として用いられていたが，少量で振戦やウェアリングオフを改善する効果を有していることがわかり，パーキンソン病にも適応されるようになった．基本的にレボドパ含有製剤と併用される薬剤である．

(9) ドロキシドパ（ドプス®）

ノルアドレナリンの前駆物質であり，すくみや食事性・起立性低血圧の改善に用いられることがある．

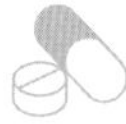

薬剤からみた要注意ポイント

1. プラス効果

レボドパは四肢の症状には効果があるものの，体幹や嚥下障害への効果は疑問視する報告もある[5]．しかしながら，レボドパ含有製剤を服用することによって嚥下障害が改善する患者が存在することは確かであり，同様の効果がロチゴチン（ニュープロ®）でも報告されている[6]．すべての患者に効くわけではないが，臨床現場の印象としては**全身のパーキンソニズムの改善に伴い，嚥下機能も改善する患者が多い**．パーキンソン病における誤嚥は訓練で防げるものではないため，レボドパ含有製剤の調整は試みてもよい介入手段である．

2. マイナス効果

レボドパ含有製剤の副作用のなかで頻度の高いものに嘔気があり，その軽減のためにドンペリドン（ナウゼリン®）が用いられることがあるが，ドンペリドンはドパミン遮断薬であるため誤嚥の原因となりうる．レボドパ含有製剤による嘔気は，処方を継続していると治まってくることが多いため，反対の効果を有するドンペリドンを不用意に処方することは避けたい．

一部の薬剤を除いて抗パーキンソン病薬は内服薬がほとんどである．なかには，全身麻酔手術を期に内服できなくなって嚥下機能も低下し，オフ状態にいざ内服しようと思っても薬剤が嚥下できずにオン状態になれないという悪循環に陥る患者が散見される．**レボドパ含有製剤の注射剤もあるが，悪性症候群の予防にはつながるものの十分量のドパミンを補う効果は期待できない**．また，ロチゴチンやアポモルヒネも患者によっては不十分な効果しか得られない．その際には，経鼻経管栄養チューブなどを一時的に利用してレボドパ含有製剤をはじめとする薬剤を服薬してオン状態を作り出し，悪循環から抜け出す必要がある．

レボドパは胃酸存在下で小腸上部から吸収される．ただし，他の薬剤の影響を受けやすく，PPIやヒスタミンH_2受容体拮抗薬（H_2B）などで胃酸が抑えられると吸収が悪くなる．また，パーキンソン病は便秘の頻度が高いため，酸化マグネシウムを同時に処方されている患者が多いが，酸化マグネシウムと反応すると黒く変色して吸収されなくなるため（図4），処方時には時間をあけて

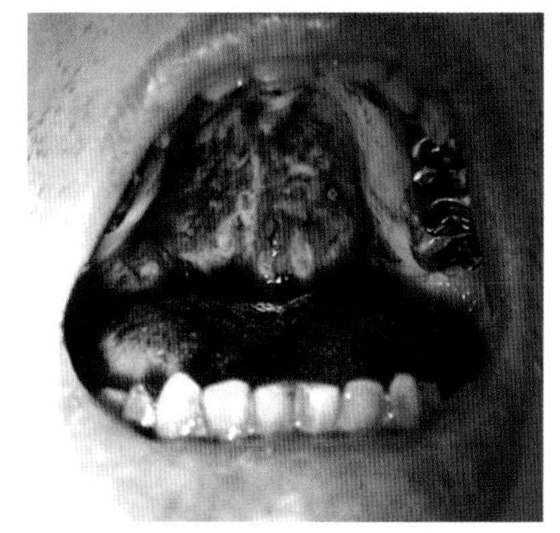

口腔内にレボドパ含有製剤が残存した状態で
酸化マグネシウムを服用したものと考えられた．

図4　レボドパ含有製剤と酸化マグネシウムが口腔内で反応した患者

第5章 疾患別の対応

服用するなどの指導を要する．食事の影響も受け，酸性飲料やビタミンCとの同時服用では吸収が良くなり，タンパク質が多い食事の食後には吸収が悪くなるため注意が必要である．

文　献

1）Postuma RB, et al : MDS clinical diagnostic criteria for Parkinson's disease. Mov Disord, 30 : 1591-1601, 2015

2）Hunter P, et al : Response of parkinsonian swallowing dysfunction to dopaminergic stimulation. J Neurol Neurosurg Psychiatry, 63 : 579-583, 1997

3）Suttrup I, et al : Dysphagia in Parkinson's Disease. Dysphagia, 31 : 24-32, 2016

4）Sung HY, et al : The prevalence and patterns of pharyngoesophageal dysmotility in patients with early stage Parkinson's disesase. Mov Disord, 25 : 2361-2368, 2010

5）Lim A, et al : A pilot study of respiration and swallowing integration in Parkinson's disease: 'on' and 'off' levodopa. Dysphagia, 23 : 76-81, 2008

6）Hirano M, et al : Rotigotine Transdermal Patch Improves Swallowing in Dysphagic Patients with Parkinson's Disease. Dysphagia, 30 : 452-456, 2015

4 慢性閉塞性肺疾患（COPD）

ESSENCE

- 慢性閉塞性肺疾患（COPD）の軽度から中等度の患者の約3割に嚥下障害が認められ，COPD患者の入院理由の約3割が肺炎，その約半数が誤嚥性肺炎であった．
- COPD患者では栄養障害が高頻度でみられるが，補中益気湯，六君子湯，人参養栄湯に改善効果が期待される．
- 長時間作用性抗コリン薬（LAMA）の口腔乾燥症や便秘の副作用による嚥下障害や食思不振に注意が必要である．
- 吸入ステロイド（ICS）は肺炎発症のリスクであり，嚥下機能が低下している高齢者ではCOPD治療のベネフィットとの双方を考慮して使用を検討する．

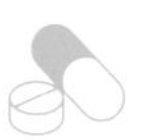

慢性閉塞性肺疾患（COPD）とは

慢性閉塞性肺疾患（chronic obstructive pulmonary disease；COPD）は，喫煙者が罹患する代表的な慢性呼吸器疾患である．従来，慢性気管支炎や肺気腫などの病名でよばれていた．喫煙者の20％前後，ほぼ5～6人に1人が罹患する感受性を有しているとみられる．緩徐進行性で高齢者ほど罹患者が多い．

わが国の推定罹患者は500万人を超えるが，実際に治療している人は数十万人に過ぎない．ありふれた疾患のはずだが，認知度はいまだに低い．罹患を自覚しにくいため，喫煙し続けて重症化してしまうケースが多い[1)]．

定義を表1，診断基準を表2にそれぞれ示す．

COPD患者の典型的な胸部X線写真を示す（図1）．肺野の透過性の亢進，肺野末梢血管影の細小化，横隔膜の平低化，心胸郭比の減少（滴状心），肋間腔

表1　COPDの定義

タバコ煙を主とする有害物質を長期に吸入曝露することなどにより生ずる肺疾患であり，呼吸機能検査で気流閉塞を示す．気流閉塞は末梢気道病変と気腫性病変がさまざまな割合で複合的に関与し起こる．臨床的には徐々に進行する労作時の呼吸困難や慢性の咳・痰を示すが，これらの症状に乏しいこともある．

〔日本呼吸器学会COPDガイドライン第5版作成委員会・編：COPD（慢性閉塞性肺疾患）診断と治療のためのガイドライン2018［第5版］．メディカルレビュー社，2018より〕

表2　COPDの診断基準

1. 長期の喫煙歴などの曝露因子があること．
2. 気管支拡張薬投与後の呼吸機能検査で1秒率（FEV_1/FVC）が70%未満であること．
3. 他の気流閉塞を起こしうる疾患を除外すること．

〔日本呼吸器学会COPDガイドライン第5版作成委員会・編：COPD（慢性閉塞性肺疾患）診断と治療のためのガイドライン2018［第5版］．メディカルレビュー社，2018より〕

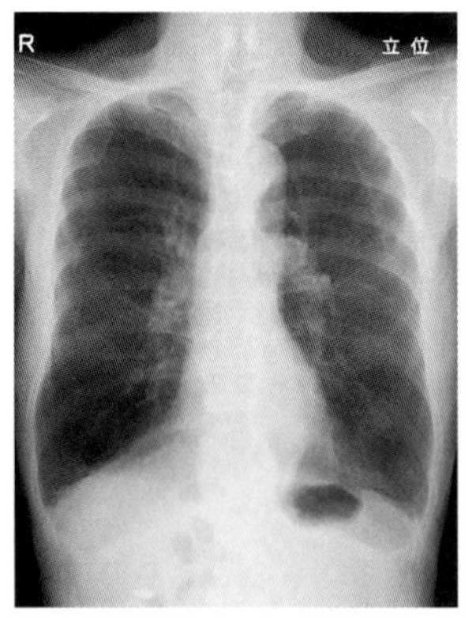

肺野の透過性の亢進，肺野末梢血管影の細小化が両下肺野を中心にみられる．横隔膜の平低化，心胸郭比の減少，肋間腔の開大もみてとれる．

図1　COPD患者の胸部X線画像

の開大などが特徴としてあげられる．胸部X線検査では早期病変の検出はできないため，CT検査が必要となる（図2）．

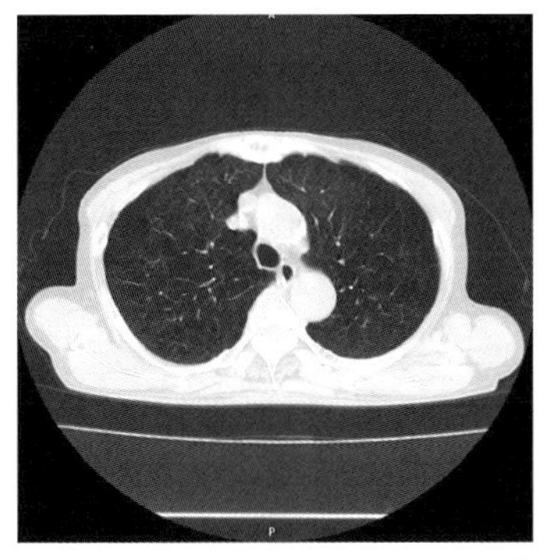
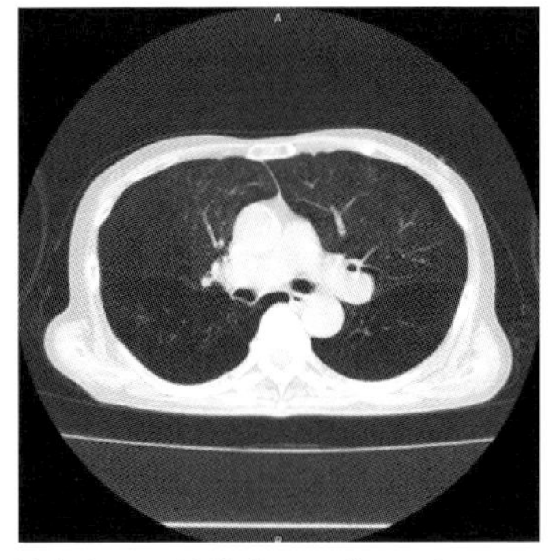

図1と同じ患者のCT画像．大部分が気腫性病変で，健常肺はわずかである．

図 2　**COPD 患者の CT 画像**

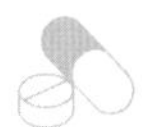

嚥下障害の特徴

COPDと嚥下障害の関係について，いくつか報告がある．軽度から中等度のCOPD患者において約3割で嚥下障害を認め，低酸素血症を伴う患者では嚥下機能はさらに悪化していた[2)]．COPD患者の入院理由をみると，83例中24例（29%）が肺炎で，その24例のうち10例（全体の12%）が誤嚥性肺炎であった[3)]．以上はわが国の報告だが，海外の報告[4)]ではCOPD患者78人に対し，嚥下造影を行うと何らかの異常所見が85%にみられ，誤嚥は44人（56%）でみられたとしている．

COPD患者に嚥下機能の低下が高率に認められる原因として，輪状咽頭筋の機能不全が生じやすい[5)]ことや，肺過膨張が嚥下運動の協調性を妨げる可能性[6)]，高次脳機能障害が認められることが多いこと[7)]などがあげられている．COPD**患者はその低肺機能，栄養障害などからもともと肺炎を罹患しやすく，また容易に呼吸不全となりうる**．嚥下障害を早期に検出し，誤嚥予防を図ることはCOPD患者の予後改善に寄与すると考えられる．

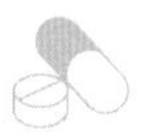

食欲の特徴

COPD患者では，栄養障害が高頻度で認められる．その原因は，呼吸機能障害によるエネルギー必要量の増加とエネルギー摂取量の減少である．

閉塞性換気障害や肺過膨張などによる呼吸筋酸素消費量の増大により，COPD患者の呼吸消費エネルギーは健常者の約10倍にもなる．また，COPD患者は肺の過膨張や横隔膜位置低下により，少量の栄養摂取でも早期に腹部膨満感が起こる．そのため，呼吸困難に伴う食欲低下と併せ，エネルギー摂取量は減少する．体重減少は気流閉塞とは独立した予後因子であり，栄養障害を認めた場合は栄養サポートを考慮すべきである．

COPD患者の栄養障害の改善効果が期待される薬剤として，漢方薬の補中益気湯の報告[8]がある．やせの症状がみられたCOPD患者3例の治療に補中益気湯を上乗せして4～5カ月間投与したところ，全例で2.5～3.5kgの体重増加が認められた．また補中益気湯投与群で感冒の罹患回数が有意に減少した．六君子湯や人参養栄湯も，同様の効果が期待され投与されている．

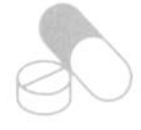

投　薬

薬物療法は長時間作用性抗コリン薬（LAMA），あるいは長時間作用性β_2刺激薬（LABA）の単剤投与，不十分な場合は併用投与とする（表3）．喘息とCOPDの両者の特徴を併せもつ病態〔喘息とCOPDのオーバーラップ（asthma and COPD overlap；ACO）〕には，吸入ステロイド（inhaled corticosteroid；ICS）を使用（併用）する（表4）．LAMAは口腔乾燥症や便秘の副作用の報告

表3　**LAMA／LABA**

LAMA
アクリジニウム（エクリラ®）
ウメクリジニウム（エンクラッセ®）
グリコピロニウム（シーブリ®）
チオトロピウム（スピリーバ®）
LABA
インダカテロール（オンブレス®）
サルメテロール（セレベント®）
ホルモテロール（オーキシス®）
ツロブテロール（ホクナリン®，ベラチン®）

表4　**吸入ステロイド**

シクレソニド（オルベスコ®）
ブデソニド（パルミコート®）
フルチカゾン（アニュイティ®，フルタイド®）
ベクロメタゾン（キュバール®）
モメタゾン（アズマネックス®）

がある．これらは嚥下障害や食思不振につながる可能性があり，注意が必要である．

非薬物療法は禁煙，感染予防，呼吸リハビリテーション，セルフマネジメント教育，栄養管理，酸素療法，換気補助療法などがあり，薬物療法と並行して行う．

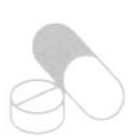

薬剤からみた要注意ポイント

ICSは，これまで増悪を繰り返す患者に対して投与（LAMA，LABAとの併用）が推奨されていた．しかし，増悪抑制効果の有意性を否定する報告[9),10)]や，ICSを使用した際の肺炎発症リスクについての報告[11),12)]があり，COPD診断と治療のためのガイドライン2018[1)]では増悪予防目的には推奨されなくなっている．

自験例を提示する．

短期間に肺炎を繰り返したCOPD症例

症　例：80歳男性
既往歴：高血圧
生活歴：20歳から69歳まで喫煙歴あり
現病歴：以前から労作時の息切れ，動悸を認めていた．COPDと診断され，LAMA・LABA・ICSの3剤〔サルメテロール/フルチカゾン（アドエア®）＋チオトロピウム（スピリーバ®）〕で加療開始となった．自覚症状は速やかに改善したが，加療開始翌月から2年半の間に計7回肺炎を罹患した（うち4回は入院加療）．誤嚥性肺炎が疑われたが，嚥下障害を来すような既往歴はなく，嚥下内視鏡検査でも明らかな異常は認めなかった．
ICSを中止したところ，その後は肺炎の発症なく経過．ICSが繰り返す肺炎に影響を与えていたと考えられた．

LAMA・LABA・ICSの3剤による治療が，2剤による治療（ICS・LABA，LAMA・LABA）よりもCOPDの増悪を15～25％減少させたという報告[13)]が，前述のガイドライン発表後にされている．COPD治療におけるICSの有用性については，今後も議論されるものと思われる．しかし，本報告においてもICS使用群で肺炎の発症率は高く，ICS使用のベネフィットが肺炎発症リスクを上回

る場合においてのみ使用すべきと考えられる．嚥下機能が低下している高齢者への使用は注意が必要であろう．

文　献

1）日本呼吸器学会 COPD ガイドライン第 5 版作成委員会・編：COPD（慢性閉塞性肺疾患）診断と治療のためのガイドライン 2018［第 5 版］. メディカルレビュー社, 2018
2）松田政朗, 他：慢性閉塞性肺疾患患者の嚥下機能障害の検討. 日本胸部臨床, 63：465-471, 2004
3）川島彬子, 他：COPD 患者の入院理由としての誤嚥性肺炎の関与. 日本呼吸ケア・リハビリテーション学会誌, 21：35-39, 2011
4）Good-Fratturelli MD, et al：Prevalence and nature of dysphagia in VA patients with COPD referred for videofluoroscopic swallow examination. J Commun Disord, 33：93-110, 2000
5）Stein M, et al：Cricopharyngeal dysfunction in chronic obstructive pulmonary disease. Chest, 97：347-352, 1990
6）Mokhlesi B, et al：Oropharyngeal deglutition in stable COPD. Chest, 121：361-369, 2002
7）渡邉美穂子, 他：呼吸リハビリテーションを施行した慢性閉塞性肺疾患患者における高次脳機能障害の検討；その頻度と特徴について. リハビリテーション医学, 38：374-381, 2001
8）杉山幸比古, 他：COPD に対する漢方補剤・補中益気湯の効果. 日本胸部臨床, 56：105-109, 1997
9）Wedzicha JA, et al：Indacaterol-Glycopyrronium versus Salmeterol-Fluticasone for COPD. N Engl J Med, 374：2222-2234, 2016
10）Vogelmeier C, et al：Efficacy and safety of aclidinium/formoterol versus salmeterol/fluticasone: a phase 3 COPD study. Eur Respir J, 48：1030-1039, 2016
11）Sonal Singh, et al：Long-term Use of Inhaled Corticosteroids and the Risk of Pneumonia in Chronic Obstructive Pulmonary Disease A Meta-analysis. Arch Intern Med, 169：219-229, 2009
12）Christer Janson, et al：Pneumonia and pneumonia related mortality in patients with COPD treated with fixed combinations of inhaled corticosteroid and long acting β_2 agonist: observational matched cohort study（PATHOS）. BMJ, 346：f3306, 2013
13）Lipson DA, et al：Once-Daily Single-Inhaler Triple versus Dual Therapy in Patients with COPD. N Engl J Med, 378：1671-1680, 2018

5 気管支喘息

ESSENCE

- 身体機能・生理機能，認知機能・ヘルスリテラシーの低下などが原因となり，喘息死の約8割を高齢者が占める．
- 気管支喘息はコントロールが良好であれば，慢性閉塞性肺疾患（COPD）のような嚥下障害がみられることは少ない．
- 吸入ステロイド（ICS）の副作用として口腔•咽頭カンジダ症があり，うがいや引水で予防ができない場合は，薬剤や吸入器具の変更を考慮する．テオフィリン徐放製剤の副作用である，嘔気，食思不振に注意する．
- 気管支拡張薬はICSと併用すべきであり，単独で漫然と処方されている場合は中止について検討する．

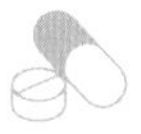

気管支喘息とは

気管支喘息（以下，喘息）は，発作性に起こる気道狭窄によって喘鳴や呼気延長，呼吸困難を繰り返す疾患である．これらの臨床症状は自然ないし治療により軽快・消失するが，ときに致死的となる．

わが国では喘息患者は増加傾向にある．1960年代では小児や成人で1％前後だったが，近年の調査では小児で約6％，成人で約3％になっており，全体では400万人を超えている．その定義を表1に示す．

診断には表2の目安が参考となるが，喘息には多様性があり，典型的な症状・徴候を欠くことも少なくない．その際には他疾患の除外が重要となる．

鑑別すべき疾患を表3に示す．喘息患者が増加傾向にある一方で，喘息死は減少傾向にある．1980年代は6,000例以上であったのが，2018年には1,618例ま

表 1　気管支喘息の定義

気道の慢性炎症を本態とし，変動性をもった気道狭窄（喘鳴，呼吸困難）や咳などの臨床症状で特徴づけられる疾患である．気道炎症には，好酸球，好中球，リンパ球，マスト細胞などの炎症細胞，加えて，気道上皮細胞，線維芽細胞，気道平滑筋細胞などの気道構成細胞，および種々の液性因子が関与する．自然に，あるいは治療により可逆性を示す気道狭窄・咳は，気道炎症や気道過敏性亢進による．持続する気道炎症は，気道傷害とそれに引き続く気道構造の変化（リモデリング）を惹起して非可逆性の気流制限をもたらす．

〔日本アレルギー学会喘息ガイドライン専門部会・監：喘息予防・管理ガイドライン2018. 協和企画，2018より〕

表 2　気管支喘息診断の目安

1. 発作性の呼吸困難，喘鳴，胸の苦しさ，咳の反復
2. 可逆性の気流制限
3. 気道過敏性の亢進
4. 気道炎症の存在
5. アトピー素因
6. 他疾患の除外

〔日本アレルギー学会喘息ガイドライン専門部会・監：喘息予防・管理ガイドライン2018. 協和企画，2018より〕

表 3　喘息と鑑別すべき他疾患

上気道疾患	喉頭炎，喉頭蓋炎，vocal cord dysfunction（VCD）
中枢気道疾患	気管内腫瘍，気道異物，気管軟化症，気管支結核，サルコイドーシス，再発性多発軟骨炎
気管支～肺胞領域の疾患	慢性閉塞性肺疾患（COPD），びまん性汎細気管支炎，肺線維症，過敏性肺炎
循環器疾患	うっ血性心不全，肺血栓塞栓症
薬　剤	アンジオテンシン変換酵素（ACE）阻害薬などによる咳
その他の原因	自然気胸，迷走神経刺激症状，過換気症候群，心因性咳嗽

〔日本アレルギー学会喘息ガイドライン専門部会・監：喘息予防・管理ガイドライン2018. 協和企画，2018より〕

で減少している．これは，吸入ステロイド（inhaled corticosteroid；ICS）をはじめとする治療薬の充実，普及によるものであることに疑いの余地はない．一

方で，喘息死の約8割を75歳以上の高齢者が占めることが問題となっている．

高齢者特有の問題として，身体機能・生理機能の低下や合併症とともに，認知機能やヘルス・リテラシーの低下があげられる（図1）．薬物治療の自己管理が困難な場合は，介護者のサポートが重要となる[1)]．

高齢者の喘息では心臓喘息ともよばれるうっ血性心不全との鑑別が重要である．両疾患ともに喘鳴を聴取するが，主に喘息の喘鳴は呼気性（気道狭窄の程度によっては吸気時にも聴取）の連続性ラ音（wheezes，rhonchi），心不全の喘鳴は断続性ラ音（coarse crackles）である．ただし，軽症の心不全では連続性ラ音に聴こえることもあり，その際は鑑別が困難となる．問診・身体所見を詳細に行い，鑑別する必要がある．

吸気喘鳴（stridor）や吸気終末のみに目立つ喘鳴（squawk）が聴取される場合は，喘息以外を考える．特にstridorは気道異物など緊急の治療が必要な疾患で聴取されることがあり，注意が必要である．

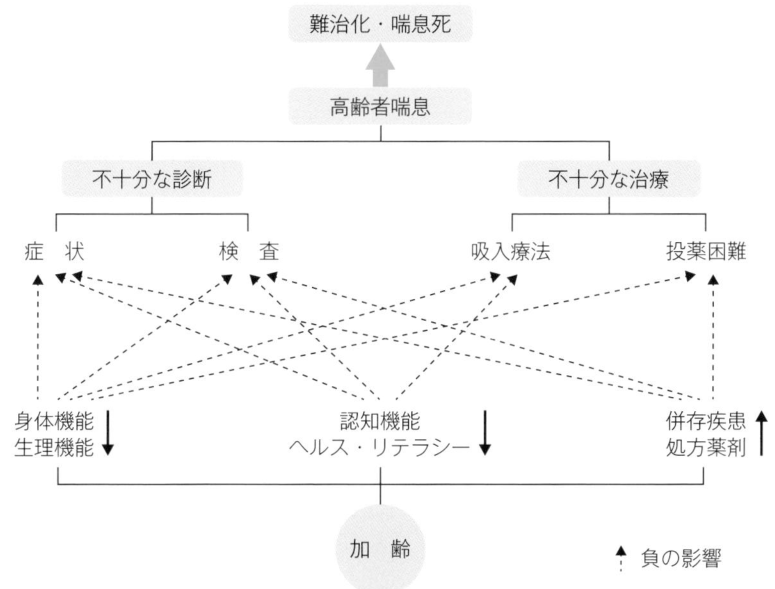

図1　**喘息の診断と治療に加齢が与える影響**
〔日本アレルギー学会喘息ガイドライン専門部会・監：喘息予防・管理ガイドライン2018. 協和企画，2018より〕

第5章
疾患別の対応

表3には記載されていないが，**びまん性嚥下性細気管支炎**（diffuse aspiration bronchiolitis；DAB）**との鑑別も重要**である．鑑別のポイントとしては，喘息の喘鳴は夜間や早朝に増悪することが多く，DABは食後に増悪することが多い．治療抵抗性の高齢発症喘息のなかにはDABが含まれている可能性があることに留意する必要がある．

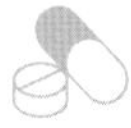

嚥下障害や食欲の特徴

喘息は，病勢のコントロールが良好であれば，慢性閉塞性肺疾患（chronic obstructive pulmonary disease；COPD）のような栄養障害，嚥下障害は目立たない．

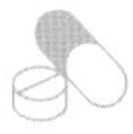

投　薬

治療薬は長期管理薬と発作治療薬に大別される．長期管理薬は「長期管理のために継続的に使用しコントロール良好を目指す薬剤」，発作治療薬は「喘息発作治療のために短期的に使用する薬剤」と定義される．

長期管理薬の中心は，ICS単独またはICSと長時間作用性β_2刺激薬（LABA）の併用である．他の剤形（静注，筋注，経口）に比べて吸入剤は副作用が圧倒的に少ない．詳細については成書を参照されたい．

ICSが普及する以前，喘息治療の中心を担っていた薬剤にテオフィリン（テオドール®，テオロング®）がある．現在のガイドラインでも，ICSの効果が不十分な場合に併用を検討する薬剤に含まれている[2)]．気管支拡張効果や抗炎症作用が期待される薬剤だが，その**血中濃度の有効域**（5～15μg/mL）**と中毒域**（＞20μg/mL）**が近いため，嘔気や食思不振などの副作用が出やすく**，ICSやLABAが普及した現在では優先的に用いることが少なくなった薬剤といえる．

経皮吸収型の気管支拡張薬は，吸入剤を含めた薬物治療の自己管理が困難な高齢喘息患者に広く用いられている薬剤である．しかし，**喘息治療における長期管理の基本はICSであり，気管支拡張薬単独で治療を行ってはならない**（これは添付文書にも明記されている）．そもそも経皮吸収型の気管支拡張薬は，わが国以外ではほとんど使用されておらず，またLABA単独での有効性を示すエビデンスは少なく，長期使用の安全性に関する検討も十分ではない．小児気管支喘息治療・管理ガイドライン2017[3]では，すでに経皮吸収型の気管支拡張薬は経口剤とともに長期管理薬から外れ，短期追加治療に用いられる薬として位置づけられるようになっている．

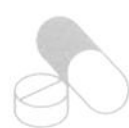

薬剤からみた要注意ポイント

長期管理薬として用いられるICSは本来副作用の少ない薬剤だが，口腔・咽頭カンジダ症や嗄声（させい）（主にステロイド筋症による）など局所の副作用はしばしば出現する．吸入後のうがいや飲水の励行が推奨されているが，必ずしもこれで予防できるわけではない．薬剤や吸入器具（デバイス）の変更で改善することもあり，副作用発現の際には検討すべきである[4]．

テオフィリン徐放製剤が投与されている患者には，嘔気や食思不振などの副作用が出ていないか観察が必要である．マクロライド系抗菌薬やキノロン系抗菌薬との併用で血中濃度が上昇することも留意すべきである．

気管支拡張薬が投与されている患者には，ICSなど抗炎症効果がある薬剤が併用されているかの確認が望ましい．併用なく漫然と投与されている場合は，その継続の可否について検討すべきであろう．

文　献

1）Matsunaga K, et al：Importance of assistance by caregivers for inhaled corticosteroid therapy in elderly patients with asthma. J Am Geriatr Soc, 54 : 1626-1627, 2006

2）日本アレルギー学会喘息ガイドライン専門部会・監：喘息予防・管理ガイドライン2018. 協和企画 , 2018

3）荒川浩一 , 他・監 : 小児気管支喘息治療・管理ガイドライン 2017. 協和企画 , 2017

4）岡田　章，　他 : 吸入ステロイド薬の副作用である嗄声発現の要因分析 . 医療薬学 , 40 : 716-725, 2014

6 脳卒中

ESSENCE

- 脳卒中は，脳梗塞，脳出血，くも膜下出血という脳血管障害の総称であり，患者総数は111.5万人（2017年）にのぼる．
- 脳卒中による嚥下障害の症状および重症度は，脳の障害の部位，大きさに左右され，病態も咽喉頭の感覚低下，嚥下反射の消失，食道入口部の開大不全，声帯の不随意運動などさまざまである．
- 脳卒中の再発防止には，高血圧，糖尿病，脂質異常症，その他（喫煙，過度の飲酒，肥満，運動不足）の管理が重要で，脳梗塞には抗血栓療法を行う．
- 脳卒中後の嚥下障害には，まず生活・食事環境の変更などの食支援を行い，改善がみられなければ薬剤（ACE阻害薬，ドパミン遊離促進薬，脳循環・代謝改善薬，SSRI，抗血小板薬）でのアプローチも検討する．
- 脳卒中の後遺症に対する筋弛緩薬，抗てんかん薬が嚥下障害の原因になることがあるため，薬剤の影響を確認し，中止や減量は慎重に行う．

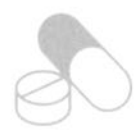

脳卒中とは

脳卒中は，脳梗塞，脳出血，くも膜下出血という脳血管障害の総称であり，厚生労働省の発表では，2017年には総患者数（継続的な治療を受けている患者数）は111.5万人にのぼる[1)]．脳卒中による死亡者は年間約13万人で，死亡原因の第4位，要介護となった原因疾患の27％を占め，罹患率や発症後の生活への影響を考慮すると対応が重要視される疾患の一つである．

表1　**脳梗塞の分類**

a）発症機序
①血栓性　②塞栓性　③血行動態的
b）臨床的カテゴリー
①アテローム血栓性脳梗塞　②心原性脳梗塞　③ラクナ梗塞　④その他
c）部位別症候（分布）
①内頸動脈系　②中大脳動脈系　③前大脳動脈系 ④椎骨脳底動脈系：a 椎骨動脈，b 脳底動脈，c 後大脳動脈

脳梗塞は発症機序や発症部位などによってさまざまな分類があるが，臨床的カテゴリーで分類されることが多い．

〔National Institute of Neurological Disorders and Stroke：Stroke, 21：637-676, 1990より〕

1．脳梗塞

脳梗塞は脳卒中の75％以上を占める．脳の穿通枝である細い動脈が詰まるラクナ梗塞，比較的太い動脈が血栓で詰まるアテローム血栓性脳梗塞，心臓からの血栓が脳血管を詰まらせる心原性脳梗塞に分けられる（表1）．脂質異常症や糖尿病の増加に伴うアテローム血栓性脳梗塞，高齢化に伴う心房細動の罹患率の高まりによる心原性脳塞栓が増加傾向にある．ラクナ梗塞は脳梗塞の29％を占めるとされているが梗塞が小さく，無症候性のものが多いことから見逃されているものもあると推察される．今後，脳ドックの普及や脳画像診断の進歩に伴い，より正確な罹患率が算定されるものと予想される．

2．脳出血

脳出血は脳卒中の約20％を占め，好発部位は被殻，視床，脳幹，小脳である（図1）．高血圧による小血管病の結果として出血するほかに，脳動静脈奇形，アミロイドアンギオパチー（脳血管へのアミロイドβタンパク質の沈着）などに伴う出血が病態として考えられる．脳出血では出血のために血流障害となっている部位だけでなく，頭蓋内圧亢進のため脳ヘルニアを起こし，脳幹の障害を呈する場合もある．

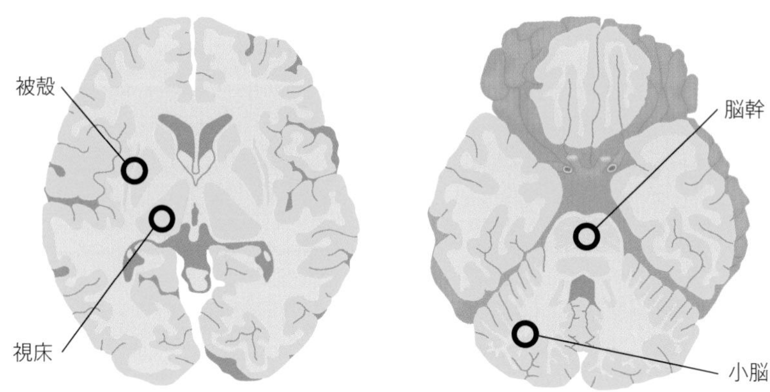

脳出血の好発部位は被殻，視床，脳幹，小脳である．

図 1　**脳出血の好発部位**

3．くも膜下出血

くも膜下出血は，脳卒中の5％を占めるといわれ，致死的なものも多い．脳動脈が切れ，くも膜下腔に出血し発症する．突然の激しい頭痛，嘔吐，意識障害などの症状を呈する．くも膜下出血の原因の95％以上は脳動脈瘤の破裂である．くも膜下出血自体が安定していてもその**4〜14日後に生じる脳血管攣縮が脳虚血，脳梗塞を引き起こす**ことがあり，1回目のくも膜下出血そのものによる障害以上に，皮質や皮質下に大きな障害を与える．

4．脳卒中の症状と重症度

脳卒中の症状および重症度は，脳の障害の部位，大きさで決まる．脳の障害により，発症する局所症候には，運動障害（主に片麻痺），言語障害（失語，構音障害），感覚障害，失調，視覚に関する障害（視野障害，複視），失行，失認，意識障害などがあげられる．

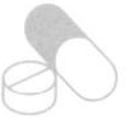

脳卒中による嚥下障害の特徴

嚥下障害の症状および重症度も全身症状と同様に脳の障害の部位，大きさに

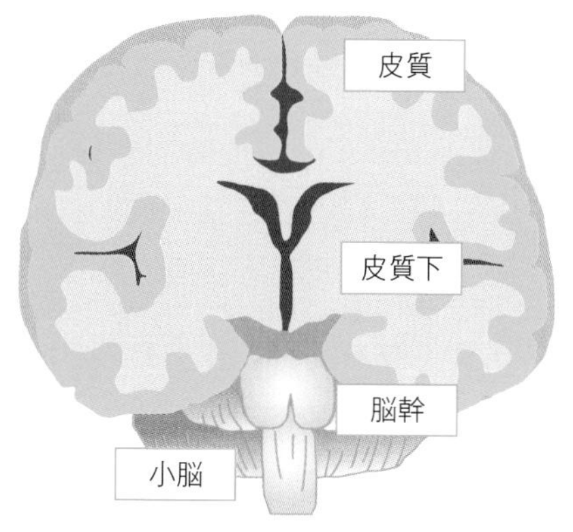

嚥下障害の症状および重症度は脳の障害の部位，大きさにより異なる．障害部位を皮質，皮質下，脳幹，小脳に分けると理解しやすい．

図2　**脳卒中による障害部位の分類**

左右される．障害部位を，皮質，皮質下，脳幹，小脳に分けて解説する（図2）．

1. 皮　質

皮質が障害されると，食欲低下などに加え，失行や失認，半側空間無視，認知障害など高次脳機能障害や麻痺など先行期の障害が多くみられる．**嚥下に関わる神経，筋は両側性支配であることが多いため，障害部位が一側の皮質にとどまる場合は，重度な誤嚥はしない**とされているが，その障害が大きい場合は，一側性の大脳病変とよばれ，誤嚥を生じることがある．

2. 皮質下

皮質下では基底核のラクナ梗塞と白質病変に注意が必要となる．基底核にはドパミン関連の神経ネットワークがあるため，障害されると，**脳血管性パーキンソニズムを生じる**．脳血管性パーキンソニズムでは，手足の麻痺などは認められないものの，上半身が傾くなどバランス障害を呈する．**嚥下では咽喉頭の感覚低下が生じるため，不顕性を含めた誤嚥を生じやすい**．神経線維が障害される白質病変でも同様の症状が認められる．**高血圧，脂質異常症，糖尿病がラクナ梗塞や白質病変のリスクとなる**こと，ラクナ梗塞，白質病変が血管性認知症を引き起こすことを把握しておく必要がある．

3．脳　幹

脳幹は呼吸など生命活動を維持する神経核があるため，脳幹出血などで障害が大きい場合は生命の危機となる．存命できた場合でも，嚥下では咽喉頭の感覚および運動を支配する神経核が存在する延髄が障害されると，食塊が食道入口部に達しても嚥下運動が生じないという**嚥下反射の消失や，食道入口部が開大しないなど重篤な症状が認められる**．このような症状は，球麻痺とよばれる．特に，延髄外側が障害されるワレンベルグ症候群では重度の球麻痺を生じる．また，脳出血，くも膜下出血によって脳が圧迫され脳ヘルニアを生じると圧迫方向によっては脳幹に障害が及ぶことがある．

4．小　脳

小脳病変による嚥下障害は急性期での一過性のものが多く，自然経過の後に全量経口摂取が可能となる場合が多いが，**一部の小脳出血では脳幹へ圧迫を生じるため，声帯の不随意運動がみられ誤嚥のリスクが増加する**．また，**小脳梗塞の一部は延髄外側も梗塞を生じる**ため，球麻痺の嚥下障害となり難治性となる．

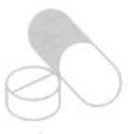

脳卒中の慢性期における投薬

脳卒中後の治療は，再発予防を目的とした危険因子（表2）の管理が重要である．加えて脳梗塞に対しては抗血栓療法が行われる．

表２　**脳卒中再発の危険因子**

高血圧
糖尿病
脂質異常症
その他（喫煙，過度の飲酒，肥満，運動不足など）

脳卒中の再発予防のためには危険因子の管理が重要であり，基本は投薬治療と生活指導である．

1．危険因子の回避

（1）高血圧

脳梗塞，脳出血の一番の危険因子は高血圧である．一般的には，140/90mmHg未満が目標値とされているが，脳卒中後の患者では脳梗塞の再発および脳出血発症を予防するため，130/80mmHg未満（後期高齢者では150/90mmHg）と，より厳格な管理が望まれる[2)]．治療としてカルシウム拮抗薬，アンジオテンシンⅡ受容体拮抗薬（ARB），アンジオテンシン変換酵素（ACE）阻害薬，利尿薬などの降圧薬を単剤もしくは複数処方を行う．カルシウム拮抗薬は降圧効果が確実で，利尿薬に次いで安価なことから，合併症のない高齢患者の第一選択薬として用いられており，現在わが国では最も頻用されている．ただし，副作用に浮腫があり，特に寝たきり患者では下肢の浮腫に注意が必要である．ARBは降圧効果が良好で副作用が少ないため，高価ではあるがカルシウム拮抗薬の次に多く用いられている．ACE阻害薬はARBと類似し降圧効果が良好であり，副作用の咳が不顕性誤嚥の予防につながることも報告されている．糖尿病や蛋白尿を有する腎疾患を合併している患者ではACE阻害薬，ARBが第一選択薬となる．利尿薬は降圧効果が良好で安価ではあるが，代謝面などの副作用が問題となっている．特にサイアザイド系利尿薬の副作用に低ナトリウム血症があり，高齢者では認知機能低下を引き起こす．そのため，少量を併用薬として用いることが多い．

（2）糖尿病

脳梗塞は糖尿病の神経障害，網膜症，腎障害に続く第4の合併症である．特に**糖尿病は動脈硬化から生じるアテローム血栓性脳梗塞および白質病変の発症リスクを高める．**一般に合併症予防のためのHbA1cの目標値は7.0％未満であるが，高齢者では前駆症状なしに意識が低下する無自覚性低血糖を生じやすく，致命的になるリスクが高いことから目標値の設定が高くなることも多い[3)]．特に嚥下障害例では徐々に経口摂取量が低下するなど低血糖のリスクがあるため，低血糖のリスクの少ないDPP-4阻害薬単剤でのコントロールを試みる．**スルホニル尿素（SU）薬は低血糖のリスクが高い**ため，少量でのコントロールが基本である．薬剤だけでなく，食事療法や運動療法などの併用が望ましい．

(3) 脂質異常症

LDLコレステロール値は120mg/dL未満を目標とし，スタチンを処方する．スタチンには動脈硬化巣の退縮，安定化作用も期待されている．海外では，冠動脈疾患患者でスタチンの投与（わが国での常用量よりも多い）により，脳卒中の発症を30％低下させたことが報告されている[4]．スタチン投与例で，クレアチンキナーゼ（CK）が上昇することはまれではなく，全スタチン使用患者の5〜10％が横紋筋融解症，肝機能障害などの副作用からスタチンの継続使用が困難となるとの報告もある．スタチンを服用している症例は非常に多いが，その副作用は見過ごされがちである．**CKの上昇や筋力低下がみられたときには，原因薬剤として疑う**ようにしておきたい．

(4) その他

禁煙，節酒，肥満解消，運動など生活習慣の管理は必須である．

2．抗血栓療法

(1) アテローム血栓性脳梗塞

アテローム血栓性脳梗塞に対しては抗血小板薬を用いる．複数の薬剤併用は，皮下出血や歯肉出血，鼻出血など出血性合併症を惹起しやすいため，原則として単剤使用が第一選択となる．出血性合併症の予防には血圧の管理は必須である．アスピリンの副作用には消化管潰瘍や食思不振などがあり，それが原因となって経口摂取量が低下することがある．認知症などで胃痛や食思不振が訴えられない症例では，経口摂取量低下という症状のみが現れることになるため注意が必要である．

(2) ラクナ梗塞

ラクナ梗塞に対する抗血小板薬の使用については，脳卒中治療ガイドライン2015[5]において，「ラクナ梗塞の再発予防にも抗血小板の使用が勧められる」とある反面，「無症候性脳梗塞に対する抗血小板療法は科学的根拠がないため勧められない」との記載もあり，現時点で明確にはされていない．

(3) 心原性脳梗塞

心原性脳梗塞には，抗凝固療法として，ワルファリン，もしくは直接経口抗凝固薬（DOAC）が選択される．DOACには血液凝固Xa因子阻害薬であるリバーロキサバン（イグザレルト®），アピキサバン（エリキュース®），エドキサバン（リクシアナ®），抗トロンビン薬であるダビガトラン（プラザキサ®）などがある．

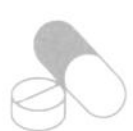

薬剤からみた要注意ポイント

1．プラス効果

（1）ACE阻害薬

前述のとおり，脳卒中の再発予防には血圧の管理が重要である．降圧薬のなかでもACE阻害薬は，アンジオテンシン変換酵素だけでなく，サブスタンスPの分解酵素の働きも抑制するため，咽頭のサブスタンスPの濃度が高くなる．サブスタンスPは神経伝達物質であることから，咽喉頭の感覚が高まることで嚥下反射，咳嗽反射が改善し，誤嚥，特に不顕性誤嚥の減少につながる．**ACE阻害薬の服用により肺炎の発症率が2年間で1/3に低下したとの報告もあり**[6),7)]，可能であれば他の降圧薬からACE阻害薬への変更も一つの手である．

（2）ドパミン遊離促進薬

抗パーキンソン病薬であり，脳卒中後の意欲・自発性低下にも有用とされるアマンタジン（シンメトレル®）には，食欲の改善が期待される．加えてドパミンの放出を促進して咽喉頭の感覚を高め，嚥下反射，咳嗽反射の改善にも効果がある．**アマンタジンの服用により肺炎の発症率が5分の1に減少したとの報告がある**[8)]．ただし，アマンタジンには妄想や幻覚などの**精神症状の副作用が意外と多い**ため，投与前に介助者に説明しておくべきである．

少量のレボドパ含有製剤（レボドパ量で1日100〜300mg）でも同様の効果が得られるものの，レボドパには嘔気，食思不振などの副作用がある．

（3）脳循環・代謝改善薬

脳梗塞後の慢性脳循環障害による意欲低下に適応されるニセルゴリン（サアミオン®）には血中のサブスタンスPの濃度を上げることで，咽喉頭感覚を高め，嚥下反射，咳嗽反射を改善する効果がある[9)]．

(4) 選択的セロトニン再取り込み阻害薬(SSRI)

脳卒中後にうつ病を発症する割合は33%とされており[10], 食欲の低下も認められる. 食欲の改善にSSRIの効果は期待できるが, 副作用に消化管症状があるためバランスを考えて投与を検討する. ノルアドレナリン作動性・特異的セロトニン作動性抗うつ薬(NaSSA)は同様の効果を得られ, かつSSRIでみられる消化管症状は少ない.

(5) 抗血小板薬

心原性脳梗塞を除く脳梗塞の再発抑制として用いられるシロスタゾール(プレタール®)は脳血流量を増加させて脳内のドパミンの放出を促進し, 咽喉頭の感覚を高め, 嚥下反射, 咳嗽反射を改善する効果がある.

脳卒中後の慢性期の嚥下障害患者は高齢者が多く, 薬剤変更ですぐに劇的に嚥下機能, 食欲が改善される患者は多くはない. しかしながら, 生活環境や食事環境の変更など食支援を駆使したうえで改善が認められない場合は, 薬剤でのアプローチを検討する.

2. マイナス効果

詳細は第3章に譲るが, 脳卒中の後遺症に対する薬剤が嚥下障害の原因となる可能性がある. 嚥下障害の原因が脳卒中そのものであるのか, 薬剤によるものなのかは判断が難しいが, 常に薬剤の影響がないかという目でみることが必要である.

(1) 筋弛緩薬

脳卒中の後遺症として多くみられる痙性麻痺に対し処方される. 中枢性と末梢性の筋弛緩薬がある. 中枢性筋弛緩薬は脊髄, 脳幹におけるシナプス反射抑制を通して, 骨格筋の異常な緊張亢進を緩和する. そのため, 舌や咽頭などの嚥下関連筋が弛緩することにより舌咽頭圧が軽減し, 咽頭残留や誤嚥を生じやすくなることがある[11]. 眠気や嘔吐, 食思不振などの副作用もある.

(2) 抗てんかん薬

脳卒中患者の3〜12%に脳卒中後てんかんがみられる[12]. 抗てんかん薬は脳

の過剰な電気的興奮を抑制するため，傾眠や食思不振などの誘因となる．またベンゾジアゼピン系薬剤は，筋力低下による嚥下障害を引き起こすことがある．

抗てんかん薬はアルブミンとの結合能が高く，また血液脳関門を通過する非結合型が薬効発現に関与する．そのため，高齢者の低アルブミン血症患者では至適血中濃度が低くなることを心しておかねばならない．抗てんかん薬の変更や増量をきっかけに嚥下障害や食思不振が生じていないかを確認するべきであるが，中止や減量によって発作を生じることもあり，変更は慎重に行いたい．

文　献

1）厚生労働省：平成 29 年（2017）患者調査の概況（https://www.mhlw.go.jp/toukei/saikin/hw/kanja/17/index.html）

2）日本高血圧学会高血圧治療ガイドライン作成委員会：高血圧治療ガイドライン 2019. ライフサイエンス出版 , 2019

3）日本老年医学会 , 日本糖尿病学会・編著：高齢者糖尿病診療ガイドライン 2017. 南江堂 , 2017

4）Plehn JF, et al : Reduction of stroke incidence after myocardial infraction with pravastatin. Circulation, 99 : 216-223, 1999

5）日本脳卒中学会脳卒中ガイドライン委員会・編：脳卒中治療ガイドライン 2015. 協和企画 , 2015

6）Okaishi K, et al : Reduction of risk of pneumonia associated with angiotensin I convering enzyme inhibitors in elderly inpatients. Am J Hypertens, 12 : 778-783, 1999

7）Sekizawa K, et al : ACE inhibitors and pneumonia. Lancet, 352 : 1069, 1998

8）Nakagawa T, et al : Amantadine and pneumona. Lanet, 353 : 1157, 1999

9）Nakashima T, et al : Nicergoline improves dysphagia by upregulating substance P in the elderly. Medicine, 90 : 279-283, 2011

10）Hackett ML, et al : Frequency of depression after stroke. A systematic review of observational studies. Stroke, 36 : 1330-1340, 2005

11）Borodic GE, et al : Botulinum A toxin for the treatment of spasmodic torticollis: dysphagia and regional toxin spread. Head Neck, 12 : 392-399, 1990

12）Leung T, et al : The prognosis of acute symptomatic seizures after ischaemic stroke. J Neurol Neurosurg Psychiatry, 88 : 86-94, 2017

索　引

【英数字】

A

ACE阻害薬 84, 154, 168, 196, 205, 207
ACO（asthma and COPD overlap） 192
A-DROP 133
AMR（antimicrobial resistance） 148
anterograde pneumonia 20
antimicrobial resistance 148
ARB 205
AST（antimicrobial stewardship team） 157
AUC 56

B

Beers criteria 30
BZ薬 89

C

CAP（community-acquired pneumonia） 119
CGA（comprehensive geriatric assessment） 33
Cockcroft-Gault式 59
community-acquired pneumonia 119
COMT阻害薬 185
COPD（chronic obstructive pulmonary disease） 189
COVID-19（coronavirus disease 2019） 151

D

DAB（diffuse aspiration bronchiolitis） 122, 149, 198
de-escalation治療 138
DOAC 206
DPB（diffuse panbronchiolitis） 122, 150
DPP-4阻害薬 205

E

escalation治療 136

G

gravity-dependent opacity 133

H

HAP（hospital-acquired pneumonia） 119
HCAP（healthcare-associated pneumonia） 119
Hoehn & Yahr重症度分類 179

I

ICS（inhaled corticosteroid） 192, 196
I-ROAD 133

L

LABA 192, 198
LAMA 192
L-カルボシステイン 140

M

MAI（Medication Appropriation Index） 31
MAO-B阻害薬 185
mendelson症候群 20

N

NaSSA 70, 208
NHCAP（nursing and healthcare-associated pneumonia） 119
NMDA受容体拮抗薬 167
NSAIDs 79
NST（nutrition support team） 157

O

OD（oral disintegrating）錠 39

P

PGAP（post gastrectomy aspiration pneumonia） 143
PIMs（potentially inappropriate medications） 29
PPI 155

Q

qSOFAスコア 134

R

retrograde pneumonia 20

S

SARS-CoV-2 151
SNRI 70, 88, 104, 175
SSRI 70, 88, 104, 167, 175, 208
STOPP/START criteria 30
SU薬 205

T

$t_{1/2}$ 56

Z

Z薬 89

β

β_2刺激薬 140
β-ラクタマーゼ阻害薬配合ペニシリン系抗菌薬 137

【和　文】

あ

アーテン® 104, 186
アキネトン® 186
アクトネル® 79
アクリジニウム 192
アシクロビル 58
アジレクト® 185
アストリック® 58
アズノール® 108
アスピリン 206
アズマネックス® 192
アズレン 108
アセチルシステイン 140
アセトアミノフェン 58
アゾセミド 104
アダラート®CR 38
アデノシンA_2受容体拮抗薬 185
アテローム血栓性脳梗塞 201, 206
アトバコン 58
アトロベント® 104
アナフラニール® 70, 104
アニュイティ® 192
アネメトロ® 139
アピキサバン 58, 207
アポカイン® 183, 185
アポモルヒネ 183, 185
アマンタジン 67, 85, 154, 185, 207
アミティーザ® 175
アミトリプチリン 70, 104
アミノグリコシド系抗菌薬 58
アムホテリシンB 109
アメジニウム 175
アモキサピン 70, 88
アモキサン® 70, 88
アリスキレン 58
アリセプト® 68, 109, 166, 174
アルキル化薬 104
アルダクトン®A 104
アルツハイマー型認知症 162
アルプラゾラム 104
アレグラ® 104
アレビアチン® 58
アレロック® 104
アレンドロン酸 79
アンジオテンシンⅡ受容体拮抗薬 205
アンジオテンシン変換酵素阻害薬 84, 154, 168, 196, 205
安中散 65
アンプリット® 70
アンブロキソール 140

い

イーシー・ドパール® 67, 104, 183
イグザレルト® 58, 207
イクセロン® 68, 166
イコサペント酸 58
胃食道逆流 14, 20
イストラデフィリン 185
胃切除後嚥下性肺炎 143
一硝酸イソソルビド 38
一側性の大脳病変 203
イトプリド 71
イトラコナゾール 58, 109
イトリゾール® 58, 109
イバンドロン酸 79
イフェクサー®SR 70, 104
イプラトロピウム 104
イブルチニブ 58
イミドール® 70, 104
イミプラミン 70, 104
イムブルビカ® 58
医療・介護関連肺炎 119
医療ケア関連肺炎 119
胃ろう 41
インクレミン® 80
インダカテロール 192
インダパミド 104
咽頭期 13, 36
院内肺炎 119

う

ウェアリングオフ現象 182
うっ血性心不全 197
ウメクリジニウム 192
運動 111
運動障害 14
運動症状 178

え

栄養サポートチーム 157
液剤 44
エクフィナ® 185
エクリラ® 192
エスシタロプラム 70, 104
エスゾピクロン 58
エスタゾラム® 77
エチゾラム 104
エチドロン酸 79
エドキサバン 207
エナラプリル 85
エパデール® 58
エバミール® 77
エフピー® 185
エボザック® 107
エリキュース® 58, 207
エリスロシン® 72
エリスロマイシン 72
エンクラッセ® 192
嚥下 6
嚥下障害 6
嚥下動作 11
嚥下の5期 36
嚥下反射 121, 154, 179
エンタカポン 185

お

黄連湯 65
オーキシス® 192
オキサゾラム 104
オキシコンチン® 38
オキシマイザー® 143
オドリック® 85
オフ状態 180
オブラート 50
オルベスコ® 192
オロパタジン 104
オン－オフ現象 183

オン状態 180
オンブレス® 192

か

咳嗽 121
咳嗽反射 121, 179
咳嗽反応 121
外用剤 43
喀痰治療薬 139
加湿器 111
ガスター 58
ガスモチン® 72, 155, 175
顎下腺 101
カテコール-O-メチル基転移酵素阻害薬 185
ガナトン® 71
カバサール® 183
カプセル剤 37
カプトプリル 85
カベルゴリン 183
加味帰脾湯 66, 168, 176
ガム 111
ガランタミン 68, 109, 166
カリウム保持性利尿薬 104
顆粒剤 42
カルシウム拮抗薬 73, 205
カルバペネム系抗菌薬 138
カルバマゼピン 73
カロナール® 58
簡易懸濁法 42, 51
感覚障害 14
間質 117
肝代謝型薬物 58
カンレノ酸カリウム 104

き

気管支拡張薬 100, 104, 105, 140, 150, 198
気管支喘息 195
キシロカイン® 58
キナプリル 85
キノロン系抗菌薬 137, 199
吸収 57
吸入ステロイド 192, 196
キュバール® 192
経管投与 41
拒食様症状 166
去痰薬 139
筋弛緩薬 73, 93, 208

く

クアゼパム 58, 77
クエチアピン® 69, 168
クエン酸第一鉄ナトリウム 80
くも膜下出血 202
グラクティブ® 58
クラビット® 58, 137
クラフォラン® 137
クラリシッド® 156
クラリス® 156
クラリスロマイシン 156
クリアナール® 140
クリーム 44
グリコピロニウム 104, 192
クリンダマイシン 139
グレリン 66
クロキサゾラム 104
クロチアゼパム 104
クロナゼパム 94, 174
クロミプラミン 70, 104
クロルジアゼポキシド 104
クロルフェニラミン 104

け

経腸栄養法 155
経鼻胃管 41
啓脾湯 65
血中消失半減期 56
血中濃度時間曲線下面積 56
ゲンタシン® 58
ゲンタマイシン 58

こ

降圧薬 100
抗アレルギー薬 100
抗うつ薬 70, 88, 100, 104, 105, 109, 175
硬カプセル剤 37
抗がん薬 100
抗凝固療法 206
抗菌薬 73, 136, 150
抗菌薬適正使用支援チーム 157
口腔カンジダ症 109
口腔乾燥症 99
口腔期 13, 36
口腔ケア 19
口腔リンス法 108
高血圧 205
抗血小板薬 206, 208
抗血栓療法 206
口腔内崩壊錠 39
抗コリン薬 73, 103, 104, 113, 186
甲状腺製剤 73
抗真菌薬 73, 109
抗精神病薬 69, 90, 100, 123, 167, 176
向精神薬 88
抗てんかん薬 81, 94, 100, 208
行動・心理症状 162
抗トロンビン薬 207
抗パーキンソン病薬 100, 104, 106
抗ヒスタミン薬 104, 105
抗不安薬 76, 88, 100, 104, 106, 109
抗不整脈薬 73, 100
高流量鼻カニュラ酸素療法 143
高齢者総合機能評価 33
高齢者の安全な薬物療法ガイドライン2015 30, 84, 113
誤嚥 7, 13, 16, 122
誤嚥性肺炎 17, 116, 122, 125, 131, 153
誤嚥性肺臓炎 122, 125, 143, 154
コートリル® 72
呼吸理学療法 22
コッククロフト・ゴールト式 59
コナン® 85
コバシル® 85
コムタン® 185

コリンエステラーゼ阻害薬 68, 78, 109, 166
五苓散 108
コレミナール® 104
コンスタン® 104
コントール® 104
昆布 111

さ
サアミオン® 87, 168, 207
サイアザイド系利尿薬 104, 205
細菌性肺炎 122
ザイザル® 104
柴朴湯 108
柴苓湯 65
サイレース® 77
サインバルタ® 70, 104
サフィナミド 185
サブスタンスP 18
サムスカ® 73
サムチレール® 58
サラジェン® 107
サリグレン® 107
サリベート® 108
サルメテロール 192
酸化マグネシウム 187
散剤 42
酸素吸入法 143
酸素投与 142
サンディミュン® 73

し
ジアゼパム 58, 94, 104
シーブリ® 104, 192
滋陰降火湯 108
ジェイゾロフト® 70, 104
耳下腺 101
ジギタリス製剤 72
シクレソニド 192
シクロスポリン 73
四君子湯 65
ジゴキシン 58
ジゴシン® 58
脂質異常症 206
支持的特徴 171, 175
シタグリプチリン 58
市中肺炎 119
ジフェンヒドラミン 104
シプロヘプタジン 67, 104
シベノール® 58
シベンゾリン 58
シメチジン 58, 74
ジャヌビア® 58
十全大補湯 65, 66, 108
周辺症状 162, 167
準備期 12, 36
消化性潰瘍治療薬 100
錠剤 37
小柴胡湯 65
脂溶性薬物 58
小唾液腺 101
小脳 204
食道期 14, 36
食欲増進 65
食塊形成 12
処方カスケード 29
シロスタゾール 86, 154, 168, 208
新型コロナウイルス 151
神経筋疾患 2
心原性脳梗塞 201, 206
深呼吸 111
侵襲 17
浸透圧性利尿薬 104
腎排泄型薬物 58
心不全 197
シンメトレル® 67, 85, 154, 185, 207

す
水分補給 112
睡眠薬 76, 88, 100, 109
水溶性薬物 58
スキサメトニウム 73
すくみ 181
スコポラミン軟膏 113
スタチン 206
スタレボ® 67, 104, 183
スチバーガ® 58
ステロイド 104, 150
スピリーバ® 104, 192
スピロノラクトン 104
スペリア® 140
スボレキサント 38, 58
スルバクタム・アンピシリン 137
スルピリド® 69, 168
スルホニル尿素薬 205
スルモンチール® 70

せ
生活指導 111
清暑益気湯 65
制吐薬 71, 91
ゼストリル® 85
セチプチリン 70, 104
舌下腺 101
摂食嚥下リハビリテーション 1
セニラン® 104
セパゾン® 104
セビメリン 107
セフェム系抗菌薬 139
セフォタキシム 137
セフォタックス® 137
セフトリアキソン 137
ゼリー剤 50
セルシン® 58, 104
セルトラリン 70, 104
セレギリン 185
セレナール® 104
セレニカ®顆粒 38
セレベント® 192
セロクエル® 69, 168
セロトニン・ノルアドレナリン再取り込み阻害薬 70, 88, 175
先行期 11, 36
潜在的に不適切な処方 29
喘息とCOPDのオーバーラップ 192
選択的セロトニン再取り込み阻害薬 70, 88, 167, 175, 208
センノシド 155

腺房細胞 101

そ

ゾシン® 139
ゾニサミド 174, 186
ゾビラックス® 58
ゾフルーザ® 58
ゾメタ® 79
ソメリン® 77
空腸瘻 155
ソラナックス® 104
ソリフェナシン 104
ソルダクトン® 104
ゾレドロン酸 79

た

ダイアート® 104
ダイアップ® 94
大建中湯 155
大柴胡湯 65
大柴胡湯去大黄 65
代謝 59
代謝拮抗薬 104
大唾液腺 101, 103
大腸刺激性下剤 155
ダイドロネル® 79
唾液 101
唾液腺 102
唾液分泌過多 112
タガメット® 58, 74
多疾患併存 27
タゾバクタム・ピペラシリン 138
ダビガトラン 58, 207
ダラシン®S 139
タリペキソール 183
ダルメート® 77

ち

チオトロピウム 104, 192
チオペンタール 58
チゴチン 186
チバセン® 85
中核症状 162
中核的特徴 171, 174
長期管理薬 198
長時間作用性 β_2 刺激薬 192, 198
長時間作用性抗コリン薬 192
貼付剤 44
腸ろう 41
直接経口抗凝固薬 206
チロシン水酸化酵素 86
鎮咳薬 95
鎮痛薬 100

つ

ツロブテロール 192

て

ティーエスワン® 58
定型抗精神病薬 90
低血糖 205
抵抗 17
ディレイドオン現象 182
テオドール® 58, 74, 198
テオフィリン 58, 74, 198
テオロング® 58, 74, 198
テガフール・ギメラシル・オテラシル 58
テグレトール® 73
テシプール® 70, 104
鉄剤 80
テトラサイクリン系抗菌薬 73
テトラミド® 70, 104
デパケン®R 38
デパス® 104
デプロメール® 70, 104
デュオドーパ® 67, 104, 183
デュロキセチン 70, 104

と

当帰芍薬散 108
糖尿病 205
ドグマチール® 69, 168
ドスレピン 70
ドネペジル 68, 109, 166, 174
ドパストン® 183
ドパゾール® 183
ドパミン 18
ドパミン作動薬 183
ドパミン遊離促進薬 207
ドプス® 175, 186
トフラニール® 70, 104
ドミン® 183
ドラール® 58, 77
トラセミド 104
トランドラプリル 85
トリアゾラム 77
トリアムテレン 104
トリクロルメチアジド 104
トリテレン® 104
トリパミド 104
トリプタノール® 70, 104
トリフルリジン・チピラシル 58
トリヘキシフェニジル 104, 186
トリミプラミン 70
トリモール® 104, 186
トルバプタン 73
トレドミン® 70, 104
ドレナージ体位 22
トレリーフ® 174, 186
ドロキシドパ 175, 186
とろみ剤 49
ドンペリドン 71, 92, 175, 187

な

ナウゼリン® 71, 92, 175, 187
ナトリックス® 104
軟膏 44

に

ニセルゴリン 87, 168, 207
ニトラゼパム 77
ニトロール®Rカプセル 38
ニフェジピン徐放錠 38
ニューキノロン系抗菌薬 139
ニュープロ® 183, 186
ニューモバックス®NP 21
人参養栄湯 65, 66, 192
認知症 2, 162, 170

ね
ネーザルハイフロー™ 143
ネオーラル® 73
ネオドパストン® 67, 104, 183
ネオドパゾール® 67, 104, 183
ネルボン® 77
粘液性細胞 101

の
脳幹 204
脳血管障害 200
脳梗塞 201
脳出血 201
脳循環・代謝改善薬 207
脳卒中 1, 200
ノウリアスト® 185
ノーオン現象 182
ノリトレン® 70
ノルアドレナリン作動性・特異的セロトニン作動性抗うつ薬 71, 208
ノルトリプチリン 70
ノルモナール® 104

は
パーキンソニズム 178
パーキンソン病 178
パーロデル® 183
肺 117
肺炎 116
肺炎球菌 21
肺炎球菌ワクチン 21
肺実質 117
排泄 59
肺臓炎 117
排尿障害治療薬 100, 105
ハイフローセラピー 143
排便コントロール 155
肺胞腔 117
パキシル® 70, 104
パキシル®CR 70
麦門冬湯 108
八味地黄丸 108
バップフォー® 104
パミドロン酸 79
バランス® 104
パリエット® 38
ハルシオン® 77
バルプロ酸 38
パルミコート® 192
ハロキサゾラム 77
バロキサビル マルボキシル 58
パロキセチン 70, 104
半夏厚朴湯 86, 154
半夏瀉心湯 65, 66, 84
半固形化経腸栄養剤 155
バンコマイシン 58

ひ
ビ・シフロール® 183
非運動症状 179
皮質 203
非ステロイド性抗炎症薬 79
ビスホスホネート製剤 79
ビソルボン® 140
ビタミンK製剤 58
ヒダントール® 58
非定型抗精神病薬 90
ヒドロクロロチアジド 104
ビペリデン 186
非ベンゾジアゼピン系薬剤 89
びまん性嚥下性細気管支炎 122, 149, 156, 198
びまん性汎細気管支炎 122, 150
白虎加人参湯 108
ピロカルピン 107
ピロヘプチン 104, 186
頻尿・過活動膀胱治療薬 104

ふ
ファモチジン 58
ファンギゾン® 109
フェキソフェナジン 104
フェジン® 80
フェニトイン 58
フェブキソスタット 58
フェブリク® 58
フェルム® 80
フェロ・グラデュメット® 80
フェロミア® 80
フォサマック® 79
副腎皮質ホルモン 73
含糖酸化鉄 80
服薬 47
服薬指導 10
不顕性誤嚥 18, 122
ブデソニド 192
フドステイン 140
フマル酸第一鉄 80
プラザキサ® 58, 207
プラミペキソール 183, 185
フランドル® 38
プリンペラン® 71, 92
フルイトラン® 104
プルゼニド® 155
フルタイド® 192
フルタゾラム 104
フルチカゾン 192
フルトプラゼパム 104
フルドロコルチゾン 175
フルニトラゼパム 77
フルボキサミン 70, 104
フルラゼパム 77
プレガバリン 58, 76
プレタール® 86, 154, 168, 208
プレベナー13® 21
フロセミド 104
プロチアデン® 70
ブロチゾラム 77
プロトンポンプ阻害薬 73, 155
プロピベリン 104
ブロマゼパム 104
ブロムヘキシン 140
ブロモクリプチン 183
フロリード® 109
フロリネフ® 175
粉砕法 41
分布 57

へ
平胃散 65
ベクロメタゾン 192

ベシケア® 104
ベナゼプリル 85
ベネット® 79
ベラチン® 192
ペリアクチン® 67, 104
ペリンドプリル 85
ペルゴリド 183
ベルソムラ® 38, 58
ペルマックス® 183
ベンザリン® 77
ベンゾジアゼピン系抗不安薬 100
ベンゾジアゼピン系睡眠薬 76
ベンゾジアゼピン系薬剤 88, 167, 209
片頭痛薬 100
ペントナ® 104, 186
ベンラファキシン 70, 104

ほ
補液 141
ホクナリン® 192
保湿剤 110
補中益気湯 65, 66, 168, 176, 192
ボツリヌス毒素 93
ボナロン® 79
ボノテオ 79
ポララミン® 104
ホリゾン® 58, 104
ポリファーマシー 26
ホルモテロール 192
ボンビバ® 79

ま
マクロゴール4000・ナトリウム・カリウム配合剤 175
マクロライド系抗菌薬 73, 137, 138, 140, 156, 199
マザチコール 104, 186
麻子仁丸 175
マスク 111
マドパー® 67, 104, 183
マプロチリン 70, 104
慢性閉塞性肺疾患 189
マンニトール 104
マンニットール® 104

み
ミアンセリン 70, 104
ミコナゾール 109
ミダゾラム 94
ミダフレッサ® 94
ミドドリン 175
ミノドロン酸 79
ミラペックス®LA 183, 185
ミルタザピン 70, 71
ミルナシプラン 70, 104

む
ムコソルバン® 140
ムコダイン® 140
ムコフィリン® 140
矛盾性運動 181
ムスカリン性アセチルコリン受容体作動薬 107

め
メイラックス® 104
メキサゾラム 104
メダゼパム 104
メトクロプラミド 71, 92
メトリジン® 175
メトロニダゾール 139
メネシット® 67, 104, 183
メマリー® 75, 167, 176
メマンチン 75, 167, 176
メレックス® 104
メンデルソン症候群 20, 143

も
モサプリド 72, 155, 175
モノアミン酸化酵素-B阻害薬 185
モビコール® 175
モメタゾン 192
モルヒネ製剤 58

や
薬剤性嚥下障害 10, 87, 90
薬剤耐性 148
薬物相互作用 60
薬物動態 56
薬力学 60
軟カプセル剤 37

ゆ
遊離型薬物 58
ユーロジン® 77
ユナシン® 137

よ
葉酸 154
溶性ピロリン酸第二鉄 80
抑肝散 174
抑肝散加陳皮半夏 174

ら
ラクナ梗塞 201, 206
ラサギリン 185
ラシックス® 104
ラジレス® 58
ラベプラゾール 38
ラボナール® 58
ラメルテオン 174
ランドセン® 94, 174

り
リーゼ® 104
リーマス® 58
リカルボン® 79
リクシアナ® 207
リクラスト® 79
リザーバ式酸素カニュラ 143
リシノプリル 85
リスミー® 77
リズミック® 175
リセドロン酸 79
リチウム 58
六君子湯 65, 155, 168, 175, 192
リドカイン 58
リナクロチド 175

利尿薬 73, 104, 106, 205
リバーロキサバン 58, 207
リバスタッチ® 68, 166
リバスチグミン 68, 166
リフレックス® 70, 71
リボトリール® 94, 174
流涎 113
硫酸鉄 80
リリカ® 58, 76
リルマザホン 77
リン酸一水素カリウム・無機塩類配合剤 108
リンゼス® 175

る
ループ利尿薬 104
ルジオミール® 70, 104
ルネスタ® 58
ルビプロストン 175
ルプラック® 104
ルボックス® 70, 104

れ
レキソタン® 104
レキップ® 38, 183, 185
レクサプロ® 70, 104
レゴラフェニブ 58
レスタス® 104
レスタミン® 104
レスミット® 104
レニベース® 85
レビー小体型認知症 170
レボセチリジン 104
レボドパ 183
レボドパ・カルビドパ 67, 104, 183
レボドパ・カルビドパ・エンタカポン 183
レボドパ・ベンセラジド 67, 104, 183
レボドパ含有製剤 67, 104, 174, 180, 182, 207
レボフロキサシン 58, 137
レミニール® 68, 109, 166
レム睡眠行動障害 174
レメロン® 70, 71
レンドルミン® 77

ろ
ロセフィン® 137
ロゼレム® 174
ロチゴチン 183
ロピニロール 38, 183, 185
ロフェプラミン 70
ロフラゼプ 104
ロラゼパム 104
ロラメット® 77
ロルメタゼパム 77
ロンゲス® 85
ロンサーフ® 58

わ
ワイパックス® 104
ワルファリン 206
ワレンベルグ症候群 204

シンプルなロジックですぐできる
薬からの摂食嚥下臨床実践メソッド

定価　本体3,000円（税別）

2020年 8 月29日　発　行
2020年10月20日　第 2 刷発行
2020年11月30日　第 3 刷発行
2021年10月25日　第 4 刷発行
2022年11月30日　第 5 刷発行
2023年 7 月20日　第 6 刷発行

編　著　野原 幹司（のはら かんじ）

発行人　武田 信

発行所　株式会社 じ ほ う

101-8421　東京都千代田区神田猿楽町1-5-15（猿楽町SSビル）
振替　00190-0-900481
<大阪支局>
541-0044　大阪市中央区伏見町2-1-1（三井住友銀行高麗橋ビル）
お問い合わせ　https://www.jiho.co.jp/contact/

組版　UNISON　　印刷　音羽印刷(株)

ISBN 978-4-8407-5311-1